慢性低血压病中医
诊治与研究

谢英彪　何富乐　主编

中国科学技术出版社
·北京·

图书在版编目（CIP）数据

慢性低血压病中医诊治与研究 / 谢英彪，何富乐主编 . –– 北京：中国科学技术出版社，2021.5

ISBN 978–7–5046–8496–7

Ⅰ. ①慢… Ⅱ. ①谢…②何… Ⅲ. ①低血压－中医治疗法－研究 Ⅵ. ① R259.442

中国版本图书馆 CIP 数据核字 (2019) 第 275599 号

策划编辑	崔晓荣
责任编辑	张　晶
装帧设计	胜杰文化
责任校对	焦　宁
责任印制	马宇晨
出　　版	中国科学技术出版社
发　　行	中国科学技术出版社有限公司发行部
地　　址	北京市海淀区中关村南大街 16 号
邮　　编	100081
发行电话	010–62173865
传　　真	010–62173081
网　　址	http://www.cspbooks.com.cn
开　　本	720mm×1000mm　1/16
字　　数	184 千字
印　　张	13.75
版　　次	2021 年 5 月第 1 版
印　　次	2021 年 5 月第 1 次印刷
印　　刷	河北鑫兆源印刷有限公司
书　　号	ISBN 978–7–5046–8496–7/R·2497
定　　价	39.00 元

内容提要

  本书填补了当前国内低血压病著作的空白。编者结合自己 55 年的临床经验与研究成果，全面介绍了慢性低血压病的基本知识、危害、诊断、中医药治疗方法及食疗、药膳验方，慢性低血压病的针灸治疗、运动疗法、综合治疗方法及科研资料，认真收集、整理有关低血压病治疗的综合方法和相关资料，可以从各个层面满足临床医护人员与广大慢性低血压病患者及家属对低血压病知识的迫切需求。

前　言

　　慢性低血压在中医药专著及教材中尚无记载，在西医专著、科普著作及教材中也无专门论述，仅在个别内科学著作中的高血压章节中附在后面有所简介。在群众中，低血压往往不被重视，这是因为低血压对健康的危害不像高血压那样突然和急骤。迄今在医学界及群众中，对低血压容易导致脑卒中等危害尚未引起应有的重视。据报道，慢性低血压的发病率约为4%，在老年人群中可达8%～10%。我国人口众多，基数庞大，加上我国人口逐渐老龄化。所以，就全国而言，低血压虽不如高血压患者那么多，但也是一个不容忽视的较大群体。至今，在中医药、西医药、国内、国外，尚无一种专门治疗低血压的药物，仍处于空白状态。所以，整理、总结有关慢性低血压的学术资料和研究成果，显得意义特别重大。30多年来，笔者在55年内科临床和科研工作的基础上，潜心观察、专门立题、认真研究了慢性低血压的中医药治疗方法及食疗、药膳验方，认真收集、整理有关低血压治疗的综合方法和相关资料，现撰写《慢性低血压病中医诊治与研究》一书，以填补目前图书市场上的空白，来满足临床医务工作者及广大读者对慢性低血压知识的迫切需求。

　　本书内容丰富，资料翔实，方法实用，可作为中西医临床医生参考，兼顾广大慢性低血压患者及家属阅读。

编　者

2021 年 2 月

目 录
Contents

第 1 章　概述

第 2 章　低血压的基本知识

第 3 章　慢性低血压病的中医中药治疗

第 4 章　慢性低血压病的针灸疗法

第 5 章　慢性低血压病的食物疗法

第6章 慢性低血压病的药膳验方

第 7 章 低血压病的运动疗法

第8章　低血压病的西药治疗

第9章　近代有关慢性低血压病
中医药治疗的部分研究文献摘要

第10章　慢性低血压病的预防

第11章　谢英彪教授治疗慢性低血压病的经验

第1章

概 述

一、心脏和血管的结构与功能

血压是反映心血管系统功能状况的晴雨表和镜子，也是人体心脏与血管功能的重要评估指标（最重要的生命体征之一）。讲到低血压，就必须了解有关血压的相关基础知识，就必须了解什么是心血管系统。

心血管系统由心脏和血管两部分构成，医学上又称为血液循环系统，其中，心脏就好像一个泵站，血管像是联结泵站和需要灌溉的土地之间四通八达的管道网络，血液好比是在管网中流动的水。血液必须在泵站内获得一定的压力，然后沿着管网一级一级分流，经多级分流后到达需要水源的地方，送给被灌溉细胞所需要的氧气和各种营养素；把这些物质卸载后再将回渗到组织间的废料垃圾收集起来，重新汇入多级管网，从小管汇合到主干管道；途中将废物送到肠或肾等处理场清除，同时将二氧化碳送到肺交换氧气，最后血液返回泵站再次加压。通过心血管系统这样一条环行的通路周而复始，永不停息地工作，使机体各组织器官的每个细胞完成新陈代谢，使生命得以不断地延续。从作用上说，血液循环系统分两大部分，一是心脏的动力作用，二是血管的"输送"及"回收"管道的作用。血液在血管里流动时对血管壁造成的侧压力就是血压，这种压力一是要保持一定的强度，二是要处于相对恒定状态，才能保证循环系统的正常工作。

先介绍一下心脏与血管的结构与功能。

（一）心脏的结构和功能

"心"，顾名思义就是某一中央结构或某一系统的"中心"或"核心"。就心脏的位置而言，基本位于人体中央，就其重要性和工作状态来看，它也确实无愧是人体的核心脏器。

早在生命起源时，即胎儿尚在母体内孕育的早期，心脏就开始工作了，它的启动预示着一个生命的正式开始。此后，在人漫长的一生中，心脏1分钟也不停止工作。如果一个人活到70岁，心脏每次搏动的射血量按80ml计算，每分钟如果心脏跳动75次，那么这个人的一生中心脏要跳动27亿5940万次，要完成的泵血量就远远超过了70万吨，有人说超过了杭州西湖的水容量，这是一个多么惊人的数字！这是一个多么惊人的劳动量！心脏绝对可以称得上是人体的"超级劳动模范"。一旦心脏的工作停止，人的生命也就完结了，因此心脏是维系人生存的"核心"。

1. 心脏的外形与位置　心脏的外形类似于一个塞满礼物的圣诞袜，也有人说像一个倒置的圆锥体。它的容量为150ml左右，重量约260g，正常成年人心脏的大小约和自己的拳头差不多。平常坚持锻炼的人，因为心肌比较发达，心脏可能比一般人稍大，这是属于正常范围的。平时人们喜欢讲"良心"要放在中间。实际上心脏并不在胸腔的正中间，而是在胸腔中偏左的位置。你可以在比较瘦的人身上看到，左侧乳头附近有心脏的搏动，这就是心尖跳动。心脏在两肺之间，横膈之上，前面是胸骨和肋骨，后面是食管和脊柱。有坚强的胸壁在外面起保护作用。心脏外形像桃子，桃尖向下偏左前，称为心尖，但也有极少数人心尖偏右，为右位心。如果不合并心脏其他的发育畸形，对健康没有什么影响。桃底向上偏右，称心底。

2. 心脏的解剖与结构　心脏主要由心肌构成，心肌内外面都有一层薄膜覆盖。心脏内被隔成左右不相通的两部分，左右两部分又被瓣膜分别隔成上下两个腔。这样，心脏内部就有4个腔，2个心房，2个心室。左上腔叫左心房，左下腔左心室，它们之间的隔膜叫二尖瓣。右上腔叫右心房，右下腔叫右心室，它们之间的隔膜叫三尖瓣。心房连通静脉，右心房连接上下腔静脉，左心房连接肺静脉，心房与静脉之间无瓣膜隔开。心室连接动脉，右心室连接肺动脉，它们之间有肺动脉瓣相隔，左心室连接主动脉，它们之间有主动脉瓣相隔。心房、心室之间的瓣膜只能向一个方向打开，保证血液按一定方向流动，而不能倒流。心脏的外表还穿了一层合体的外套，称为心包。心包的外层是结缔组织，好像厚厚的棉絮一样，对心脏起着保温和缓冲的作用，里面是囊状的结构，两层囊壁间有少量液体，叫心包液，在心跳时起润滑作用。这个心包给了心脏一个舒适的活动空间。

3. 心脏的基本功能　有人把心脏比喻为人体的"泵站"，它的基本功能是泵血，让血液在全身各处循环时获得动力。水总是从高处往低处流。血液也是从高压处向低压处流动。动脉和静脉之间存在着压力差，动脉中的压力较高，静脉内的压力较低，而心房中的压力最低，所以血液才能从动脉流到静脉，最后流回心房。心脏强有力地收缩，把血液挤压到大动脉内。心室收缩时所产生的力量，一方面迫使富有弹性的大动脉管壁扩张，同时又有一部分克服了血液向前流动的阻力，推动血液在血管内流动，这种压力离心愈远就愈低，这样就造成了压力差。另外，由于心瓣膜的定向作用，使血液向周围血管内流动，而不能倒流。为什么心脏的收缩是间断的而血流却是持续的呢？这是大动脉管壁的弹性在起作用。心脏收缩时产生的能量，一部分推动血液在周围血管流动，一部分使大动脉管壁扩张，当心脏舒张时，大动脉管壁回缩，推动血液继续向周围血管流动。由此看来，心脏的作用好像抽水机的水泵一样，心脏收缩时，把血液压向动脉，心脏扩张时使静脉血流回心脏。因此，心脏在循环系统中起动力作用。

最新的研究资料证实，心脏除了泵血功能外，还有一些其他功能。主要是信号反馈调整系统，如心脏中具有许多肽类神经纤维和一些特殊的受体样结构。它可以接收压力信号、化学信号或其他活性信使的信号，也可以根据回流入心房血液的压力大小分泌一种称为心钠素或称心房钠尿肽的物质，通过调整神经的兴奋性或受体反应改变本身收缩的频率、节律和力度，调节周围血管的张力，达到调节血压的目的。

4. 心脏功能常用的评价指标　前面讲到心脏如此重要，那么时刻关心心脏的健康状况就显得十分必要。怎样才能判断出心脏的工作状态是否正常呢？下面简要介绍几种最常用的心脏功能评价指标。

（1）心率和心律：每个人都可以通过触摸脉搏或听诊器听诊知道心脏跳动的频率和节律。正常成年人平静时心跳的频率应在 60 ~ 100 次 / 分之间，节律基本整齐，没有停跳、漏跳、早跳或不规律跳动等异常节律出现。一般睡眠时心跳频率应该减慢，有人可低于 60 次 / 分，但大多在 50 余次 /分。活动时心跳频率会逐渐加快，可高于每分钟 100 次左右，剧烈运动时甚至可达到每分钟 150 次以上。深吸气或深呼气时节律有逐渐减慢再逐渐加快的规律性变化。正常新生儿心跳频率应在每分钟 110 ~ 150 次之间，2—4岁的儿童正常心跳频率为 74 ~ 125 次 / 分，6 岁以后心跳频率则为每分钟60 ~ 110 次。

（2）射血分数（EF）：所谓射血分数是指左心室每次搏动后，射到主动脉血管中的有效血容量占左心室充盈总血容量的百分比。大多数情况下是通过超声心动图、多普勒血流图、核素检查等方法提供该数据的，特殊情况下也可以将心导管送入心腔内进行有创性测定，然后计算出来。正常成年人的射血分数为 50% ~ 75%，如果射血分数低于 50%，提示心脏收缩功能减弱，发现该数值在 45% ~ 49% 之间，说明心脏功能明显受损，但尚能勉强满足人体基本的生命需求，一旦该数值小于 45%，人就会出现明显心力衰竭或供血不足的表现。

（3）心输出量（CO）和心指数（CI）：所谓心输出量是指心脏每分钟射出的血液总量，一般用心脏每次搏动的输出量 × 心率来计算，如果使用心导管可由一个被称为"热敏电阻"的装置来自动显示，心输出量的正常值应为每分钟 5 ~ 6L。心指数则用公式：心输出量 ÷ 人的体表面积计算获得，正常值为 4 ~ 5L/（分·米²），女性该值略低于男性，老年人该值略低于青壮年。两者都是反映心脏泵血功能的指标，其中心指数考虑到不同身高、体重者心脏大小的差别，及其对射血功能的影响，所以心指数比心输出量所反映的问题更准确、更可靠。

（二）血管的结构与功能

血管，顾名思义就是承载和运输血液的管道。人体内有一个四通八达的血管网络，一般越接近心脏的血管越粗，口径也越大，直径甚至可达到1cm；血管经过许多级分支后到达组织时就变得很细了，口径也很小，直径在50 ~ 300μm；但由于末梢血管分支多、密度高，实际上血液的灌流量是相当大的。血管负责运送血液，将各种营养物质和氧气输送到人体的各个部位，再将代谢产生的废物和二氧化碳带走排出。容纳从心脏输出血液的血管管腔相对小，管壁厚，弹性好；容纳血液返回心脏的血管管腔相对大，管壁薄，弹性弱。

血管主要分为三类。

1.动脉 动脉管壁比静脉厚，富有弹性纤维，是具有搏动性的血管，内含鲜红色的动脉血，但肺动脉里含暗红色的静脉血。动脉管内的压力高，血流速度很快，一旦破裂，就会出现向外喷射状出血，流血过多，就会危及生命。但人体的动脉血管大多数是位于骨头凹槽处或肌肉组织的深部，仅有少数地方才能在浅表摸到，如桡动脉、肱动脉、股动脉、足背动脉及颞浅动脉。这些部位动脉常被用来压迫止血或摸脉搏。

从左心室发出的主动脉最粗大，由它沿途分出许多支干，支干动脉又各分出许多小动脉，最后分成无数毛细血管，分布到全身。

2.毛细血管 毛细血管在组织中分支成网，一端连接小动脉，一端连接小静脉，毛细血管近动脉一端的血压约为30mmHg，近静脉一端的血压约为15mmHg。毛细血管的管腔极小，但数量极大。有人计算过，所有毛细血管横截面的面积总和，要比主动脉管腔面积大600倍。毛细血管很长，成年人的毛细血管总数在300亿根以上，总长度约有9.7万km，足可以绕地球2.5圈。

毛细血管内血流很慢，加上管壁很薄，这就有利于与细胞进行物质的交换。血液在这里，直接向组织细胞供应氧、内分泌物、维生素和其他营养物质，带走细胞代谢所排出的二氧化碳及其他废料。在肺部，肺毛细血管则是排出二氧化碳、吸收新鲜氧气的交换场所。另外，胃肠道所吸收的营养物质，也是先进入毛细血管，最后随血液循环运到全身各个组织里。

3. 静脉　静脉是由毛细血管汇集而成。静脉血流是由小静脉流入中静脉，再流入大静脉（上下腔静脉），最后回流入右心房。头颈部和上肢的静脉血汇合到上腔静脉；躯干、下肢的静脉血汇合到下腔静脉；腹腔器官如胃、肠、胰、脾等静脉汇合成门静脉，进入肝，再经过肝静脉进入下腔静脉。因此，下腔静脉比上腔静脉回流入右心房的血量多，前者约占 60%，后者约占 40%。

静脉血压很低，测量时用一针直接刺入静脉，让血液流到一垂直玻璃管内，观察其高度，此高度即代表静脉血压。正常人手臂静脉压是 30 ～ 145mmH$_2$O 或血柱（注意：水柱或血柱要比汞柱小 13.6 倍）。平时在体表皮肤下见到的"青筋"是浅静脉。浅静脉常被用来抽血、进行静脉注射、输血和输液。由于静脉的管壁比动脉薄，弹性差，管内血流比动脉慢得多，所以浅静脉出血一般可用压迫方法止住。

4. 血管功能常用的评价指标　血管功能的评价指标有多项，主要有：

（1）血压：指心脏每次收缩和舒张进行泵血时，血管内血液对动脉壁产生的压力变化，可以用血压计很方便测出来。血压既是衡量血管功能的重要指标，也是间接评估心脏功能的重要指标。

正常人的血压值包括收缩压和舒张压两个数值。收缩压是心脏收缩时血液对动脉壁的侧压，此时血液被用力挤压出心脏，一般数值较高；舒张压则是心脏舒张时血液对动脉壁的侧压，此时心脏处于舒张状态，心腔内压力明显下降，一般数值较低。血压就是这样随着心脏的工作状态在血液流动中一高一低不断地变化。收缩压和舒张压过高或过低对维持人体正常的生理功能均非常不利，收缩压和舒张压过高会增加血管和各个脏器的负担，而过低则使血管充盈不足和各个脏器出现缺血。

（2）脉压差：指测定外周动脉血压变化时收缩压和舒张压的差值。正常人该值应保持在40mmHg左右，这个指标与血管壁的弹性关系较大。为什么呢？因为血管的弹力参与了舒张压的形成。其实心脏收缩和舒张时真正对动脉的压力差要远远大于40mmHg，但是，由于血管壁具有相当好的弹性，所以，当心脏收缩时它可以缓冲血液冲击血管壁的强大压力，同时又使管壁被动地向外扩张；而当心脏舒张，管壁压力下降时，则依靠血管的弹性回缩力推动血液继续前进，或者说给了血液一个新的附加压力，所以血液流动时虽有压力的上下波动，但压力差并不明显。不过，如果动脉硬化就会造成血管弹性明显减弱，这样心脏射血时血管的缓冲力不够，反弹力增大，弹性回缩力变小，往往造成收缩压增高的表现，血管壁越硬弹性就越差。当然还有一些其他原因可以导致脉压差增大。

（3）血流图或血管影像检查：血流图主要是用阻抗或多普勒等特殊方法记录脑部、颈部、胸腹及四肢大动脉等处血流的压力、流速变化情况，记录到一条或一组上下变化的曲线，代表压力、流速等数据变化的波谱。通过观察该血流波谱可以判断血流压力、节奏变化，以及波形有无中断、不规则、紊乱变形等情况。血管影像检查是用超声波或X线造影显像的方法观察血管管壁、管腔的形态构造，判断局部有无狭窄、血液流动形成、有无异常通道和斑块，如果仪器的分辨率很高甚至可以知道斑块的大小、多少、厚度等。但是，这些检查操作相对比较复杂，一般在诊断有疑问时才采用。基层医院也不具备这些检查设备。

二、血压的形成与调节

（一）什么叫血压

血液在血管内流动时，无论心脏收缩或舒张，都对血管壁产生一定的压力。

当左心室收缩时,大动脉里的压力最高,这时的血压称为"收缩压"(俗称高压,可用缩写SBP代替);左心室舒张时,大动脉里的血压力最低,所以称为"舒张压"(俗称低压,可用缩写DBP代替)。平时我们所说的"血压",实际上是指上臂肱动脉的血压,因为它是主动脉的大分支,压力基本上与主动脉一致。

(二)维持血压的重要因素

心脏的收缩力、动脉的弹性和张力作用,是维持正常血压的重要因素。如果心脏有病,收缩能力降低时,血压就会降低。又如大动脉的弹性不正常,特别是主动脉硬化时,因心脏收缩压送入动脉血液得不到大动脉的伸张所给予的缓冲,收缩压便会较正常人升高起来;而在心脏舒张时,却又因为大动脉没有回缩的压迫作用,舒张压便会比较低。

在动脉的最小分支中,动脉管壁平滑肌的收缩能力,对血压的升降也有很大的影响。这些小血管平滑肌,即使轻微的收缩,管腔的缩小,对大动脉内的血流也可增加许多阻力,这时大动脉内的血压便会明显地升高;当全身的小血管由于某种原因而扩张时,大动脉内的血流阻力下降,血压就会降低。

不过,这种小动脉管壁的收缩和舒张,是受到缩血管神经和舒血管神经控制的。缩血管神经大部分隶属于交感神经系统,它使小动脉保持一定的收缩状态,以维持动脉血压在适当的水平线上。当缩血管神经作用增强时,血压便升高;相反,缩血管神经作用减弱时,血压便随时降低。舒血管神经在血管中的分布并不普遍,它对血压的作用是很微弱的。

维护血压,还需要有足够的血量在血管里流动,就是说,血液能充满所有的血管。倘若一个人的血量不足的话,血压也会相应地下降。

此外,心跳的速率,或是说每分钟心脏收缩和舒张的次数,也与血压有关。正常人心跳的速率是每分钟70～80次,每次心脏收缩时输出的血量是60～100ml。当心跳速率加快时,每分钟心脏的总排血量必定增强(但也有一个限度，如速率过快，由于心脏舒张的时间不充分，回心血量少，结果心排出量反而减少），这时动脉血管壁便会受到较大的血液压迫作用，血压自然会有较大幅度的升高。反之，当心跳速率减慢时，血压就会降低，不过，这种升高或降低，受影响的主要是收缩压。

值得一提的是，心跳速率的快或慢也是由神经控制的。交感神经兴奋时，心跳增快，迷走神经兴奋时，心跳减慢。不少人在情绪激动或运动时，由于交感神经兴奋，心率加快，血压常升高，就是这个道理。

（三）人的正常血压及其波动

1. 成年人血压的正常值　血压实际上是指心脏处于收缩或舒张状态时，单位血管壁面积上受到的侧压力大小。由于绝大多数医院里，测量血压长期都是使用水银柱式血压计，所使用的压强单位是毫米汞柱（mmHg），即每平方米上作用着多少毫米汞柱的力；因为用毫米汞柱做计量单位测量出来的血压值常常为一整数，容易记忆，所以临床上至今仍一直沿用毫米汞柱。经过长期的医学实践及大量正常人血压测量数据的积累，目前国际国内统一规定：正常成年人安静状态下收缩压一般应该波动在 100 ~ 120mmHg，最高不能超过 140mmHg；而舒张压一般应该波动在 60 ~ 80mmHg，最高不能超过 90mmHg。正常健康人左、右上臂血压测量时可略有差别，一般相差不超过 10 ~ 20mmHg；上、下肢血压测量结果也有不同，一般上肢要较下肢低 10 ~ 20mmHg。

我国已 4 次修订高血压定义，与目前国际上 2 个主要的高血压治疗指南的高血压定义基本一致。1999 年 2 月出版的世界卫生组织（WHO）与国际高血压学会（ISH）高血压治疗指南将高血压定义为：在未服抗高血压药的情况下，收缩压 ≥ 140mmHg（18.7kPa）和舒张压 ≥ 90mmHg（12kPa），或收缩压 ≥ 140mmHg（18.7kPa），或舒张压 ≥ 90mmHg（12kPa），这 3 种血压情况均可诊断为高血压。WHO 与 ISH 指南委员会的专家将临界高血压列为 1 级亚组，将收缩压 140 ~ 149mmHg（18.7~19.8kPa），舒张压＜ 90mmHg（12kPa）列为临界单纯性收缩期高血压。

我国过去的高血压诊断标准为 160/100mmHg，达不到这个标准不下诊断书，不开药。后来发现这个标准太严了，把许多高血压人"变"成了健康人；进入新世纪后，我国采用了国际血压标准，使我国高血压患者达 1.3 亿人，成了高血压高发国家。2003 年美国政府颁布理想高血压标准为 120/80mmHg。我国专家研究认为中国人的理想血压标准为 115/75mmHg，在这个理想范围内，患冠心病、脑卒中的概率最低，寿命最长。超过此标准，则血液对血管的撞击损害开始增加。

《中国高血压防治指南》基本上采用《1999 WHO/ISH 高血压治疗指南》的分类标准，将 18 岁以上成年人的血压，按不同水平列表如下（表 1-1）。

表 1-1 理想血压、正常血压、高血压、低血压表

血压层次	收缩压 (SB) (mmHg)		舒张压 (DBP) (mmHg)
理想血压	＜ 120	和	＜ 80
中国人的理想血压	＜ 115	和	＜ 75
正常血压	＜ 130	和（或）	＜ 85
正常高值	130 ~ 139	和（或）	85 ~ 89
1 期高血压（轻度、无心脑损害）	140 ~ 159	和（或）	90 ~ 99
亚组：临界高血压	140 ~ 149	和（或）	90 ~ 94
2 期高血压（中度、有心脑损害）	160 ~ 179	和（或）	100 ~ 109
3 期高血压（重度、有脑出血、心衰、肾衰等）	≥ 180	和（或）	≥ 110
低血压（伴不适症状）	≤ 90	和	≤ 60
老年人低血压（伴不适症状）	≤ 100	和	≤ 70

2. 儿童血压的正常值　儿童因为本身各器官正处于发育阶段，心脏的泵血功能、血管的弹性力度、心血管系统的调节机制均未发育成熟，因此，他们血压的正常值与成年人血压的正常值略有不同。根据有关权威机构的建议，目前规定儿童血压的正常标准是随着年龄的增长而逐步升高的。儿童高血压正常值一般应该遵循如下标准：

（1）< 6 岁的婴幼儿：收缩压应 < 110mmHg，舒张压应 < 75mmHg。

（2）6—9 岁的儿童：收缩压应 < 120mmHg，舒张压应 < 80mmHg。

（3）10—13 岁的儿童：收缩压应 < 125mmHg，舒张压应 < 85mmHg。

（4）14—17 岁的青少年：收缩压应 < 130mmHg，舒张压应 < 90mmHg。

由于婴幼儿的血压在测量过程中，常常因听不清而不能准确判定舒张期血压值，可采用下列公式来估算血压正常值：收缩压 =（年龄 ×2）+80mmHg，此数值的 2/3 为舒张期血压正常值。该公式也适用于其他年龄儿童和青少年正常血压的估计。

3. 正常人一天之中血压变化的规律　正常人在 24 小时中的血压并不是一成不变的。一般来说，人们的血压受活动、神经调节和内在生物钟节律的影响，经常会有上下、高低的波动。

现经不同类型血压计的测量统计观察发现，健康成年人血压的变化规律大致如下。

一般人的血压在白天都要高一些，尤其是上午 6 ~ 10 时和下午 4 ~ 8 时会因血压上升明显而出现两个高峰，到达峰值的具体时间因人的体质和生活习惯的不同而不完全相同，而且也不会永远固定不变。

但是，健康人血压在白天波动最高时的收缩压也不会 > 150mmHg，舒张压也不会 > 90mmHg；到了夜间，正常人的血压一般要较白天低，降幅为 10% ~ 15%，尤其是在夜深人静、万籁俱寂，人们熟睡之后，血压会逐步降到最低谷并一直在此徘徊，即通常所称的"零点低血压"，这是人体代谢减低的自我调节作用。待凌晨 6 时左右，醒来时血压又急剧升高，至少达到白天的平均水平。

如果我们用一条曲线来表示 24 小时血压的变化趋势，血压曲线的形态大概像一个弯曲的长把勺子，具有"双峰一谷"的形态特点，而且每个人的这把"勺子"形状都不会一样。

三、血压的测量方法

心血管是一个完全密闭的管道，在测量血压的方法没有问世之前，人们无法对血压进行了解和监测，对它的认识也就无异于盲人摸象。100 多年前，第一台血压计的发明给血压的准确测定带来了希望，从此，全世界对血压的认识、监测有了新的认识，对高血压与低血压的防治就进入了一个新的阶段。

临床上所应用的血压测量方法可分为两大类：有创性血压测量和无创性血压测量。所谓有创性血压测量是指将某种特殊仪器送入动脉血管内进行血压测量的方法，仅用于动脉血压明显下降，用无创性血压测量法已无法测出的休克病人。而我们在家庭中、医院里经常使用的是无创性血压测量方法。这类方法目前有以下两种。

（一）袖带式血压计测量方法

该方法使用的血压计，均有一条装着橡皮气囊的长袖带，该测量方法由此而称为袖带式测量法。使用时将袖带绑裹在手臂上，里面的橡皮气囊与两根管相通，其中一根连通开关控制阀的充气球，旋紧后可以向气囊内打气，放松时气囊向外放气；另一根连通血压读数检测仪。

1. **血压计**　现有的检测仪有水银柱式、气压表式和电子表式 3 种。

（1）水银柱式检测仪：利用水银柱升降表示血压高低的检测仪叫作"水

银柱式血压计"，是发明最早且使用时间最长的血压计。它的性能十分可靠，测出的数据稳定准确；缺点是体积大，不便携带，还需另配一副听诊器，如果水银管密封不严，或开关控制阀没有及时关闭，或玻璃管打碎水银泄漏，会造成数据不准、污染及毒害。

（2）气压表式检测仪：此种检测仪所使用的显示器是一个圆形有指针转动的压力表，所以被称为"气压表式血压计"。它构造轻巧、体积小，便于携带，性能容易掌握，测出的数据虽不如水银柱式血压计稳定，可靠性稍差于水银柱式血压计，但适用于急救、出诊和家用。

（3）电子表式检测仪：是近年来生产的新型血压计，它使用的是电子感应器，能直接显示血压的电子读数。最大的优点是操作简便，自己就能完成，不用听诊器，所以问世后普及速度很快，即使是老年人或外出旅行也能很快掌握操作，特别适宜血压的自我监测。缺点是感应灵敏，很易受到外界各种因素的影响，测量结果不够稳定，不够准确。

2. 血压计的有关问题

（1）袖带式血压计的原理和使用方法：袖带式血压计为什么都有袖带这个装置呢？因为测量血压时必须用袖带，暂时阻断相关被测动脉的血流。做法是将袖带缠绕在要测定的动脉上方，如肱动脉的上方即上臂，桡动脉的上方即前臂近手腕处，腘动脉的上方即大腿近腘窝处。临床最常用的部位是上臂。

臂用袖带式血压计的工作原理和使用方法：上臂缠绕袖带后，操作者将听诊器听件放在被测者肘部肱动脉搏动最强处，仔细听可以发现听件中传来清晰的心脏搏动声。接着拧紧控制充气阀门的旋钮向气囊内打气，随着气囊内压力的上升，检测仪上的压力读数也跟着升高。当气囊内的压力超过肱动脉内的压力时，肱动脉被袖带紧紧箍住，导致动脉内血流暂停，原来用听诊器在肘部肱动脉处能听到的心脏搏动声就消失了。操作者在这时可打开控制充气的阀门，让气囊内的气体缓慢地匀速放出，这样检测仪上的压力读数便开始缓慢下降，当压力降到略低于左心室的收缩压时，肱动脉内的血流间断性通过，听诊器就能听到血流与心脏搏动同步撞击血管壁的声音，这时的压力就相当于心脏收缩时动脉管壁受到的侧压即收缩压的水平；随着袖带内压力的继续下降，听到撞击声的强度也就跟着发生变化，当压力降低到左心室的舒张压以下时，肱动脉内间断通过的血流就完全畅通无阻了，这时撞击声就几乎没有或明显减弱了，此时检测仪上显示的压力读数便代表心脏舒张时动脉壁受到的侧压即舒张压的水平。这种测量方法，依赖听诊器的听诊判断收缩压和舒张压水平，在临床上也被称为"柯氏音听诊法"。

如果使用电子式检测仪便可不用听诊器。该血压计有一种特制的传感器监测声音的变化。由于传感器确定的感受阈值较低，所以其检测起来非常敏感，当然也就不可避免地容易受到各种因素的干扰，加上电子检测仪没有人脑的鉴别能力，因此使用电子式血压计检测的血压值常有偏差，不能作为诊断高血压的确切依据。然而，由于电子式血压计一个人就能操作，比较适合家庭使用及自我监测。

水银柱式、气压表式、电子表式的袖带式血压计其测量原理都是相同的，测量方法也大同小异。

（2）血压计的选择和使用前的检查：由于水银柱式血压计测量的性能比较准确又稳定，所以用它测量出来的血压值仍被医学界推崇为诊断高血压的可靠依据，被医院普遍采用。据国外 1998 年的登记资料显示：死亡的 20 余万高血压患者中，有 90% ~ 95% 的人死因不清，认为他们主要是选择血压计和监测方法不当。所以有专家呼吁"新的不一定是最好的"，并提出如下有关血压计使用前保证其安全性和可靠性的建议。

①若使用气压表式血压计和电子式血压计必须先进行质量核准，在袖带内充气前压力表必须在零位。

②有关仪器未核准前鼓励以水银柱式血压计作为使用首选。

③使用中的气压表式血压计和电子式血压计每 6 个月必须与水银柱式

血压计校准 1 次。

④保证所有血压计进行定期维修和仪器的校准程序。

⑤要学会正确使用测量血压的仪器，对高血压患者及家属应进行必要的培训。

家庭适用气压表式血压计，医疗单位最好使用水银柱式血压计。但是如果想自我监测血压，则一般只能选用电子血压计较方便。腕用电子血压计测量时比较方便，但不如袖带式臂用电子血压计测量数据准确。

3. 选购血压计时应注意的事项

（1）选购前要确定袖带内气囊的长度至少能围绕整个上臂的80%，并检查袖带是否漏气。做法是打气后观察测压表的水银柱或指针刻度是否能迅速地攀升至200mmHg以上，而且拧紧控制阀门的旋钮，该水银柱或指针刻度持续不变。

（2）水银柱式血压计打开后请仔细观察水银玻璃管有无裂痕，水银有无外泄，水银柱顶端和零刻度是否持平。

（3）如果个人购买电子式血压计，要在可靠的商店购买信得过的品牌，并具有良好的售后服务和保修机构。

（4）购买后最好在使用前请医生帮你将该血压计的测量结果与水银柱式血压计的测量结果做一对比，知道两者的差距是多少，使自己在今后的血压监测中做到心中有数。

4. 测量血压的注意事项　学会测量血压是比较容易的事，但做到规范严谨，保证测量出来的数据准确可靠就没那么容易了。所以，每个血压测量者在定期校准血压计的基础上，操作时都要严格注意以下事项。

（1）每次量血压前最好休息10 ~ 15分钟，并排空大小便。心情激动或运动、吃饭、洗澡后半小时内测量的血压值会偏高，大量吸烟、饮酒及受寒发抖等情况也会影响测量结果，使测量的血压值不准。甚至有的人进了医院，一见到医生给自己测血压就开始紧张，造成一种医学上称为"白大褂性高血压"

的特殊现象。

（2）测量时取坐位或平卧位，对容易发生直立性低血压者还要定期加测直立位血压。测量血压时上臂平直，尽量与心脏处于同一水平，手臂最好裸露，肌肉应彻底放松，手指不要攥拳。寒冷季节，应尽量避免将多层衣袖撸高，因手臂受扼造成人为的血流不畅，会影响所测血压的准确性。

（3）血压计的袖带除有特殊需要外一般要贴皮肤绑裹，松紧要适度，袖带下端边缘位于肘横纹上两指处。而使用电子血压计千万不要将袖带绑在衣服外面，因为它非常容易受周围环境因素的影响，常因衣服摩擦、肌肉颤动、绑裹手法过重及绑裹不适度而引起测量数据的大幅度波动或前后不一致。

（4）使用水银柱式血压计要保证血压计水平放置，水银玻璃柱应保持垂直，玻璃柱管壁内不能有水银吸附；使用水银柱式或气压表式血压计需用听诊器进行测量，那么听诊器的听件最好放在手肘部血管搏动最强的地方并用手指轻轻固定住，但不要使劲，不要让听件向下压得太紧，更不要图省事而将它塞在袖带里以固定。

（5）每次测量打气前要观察水银柱或气压表指针，保证血压计确实从零开始工作。如果水银柱或气压表指针未降至零，先要将袖带气囊中的余气挤压干净，让其降至零再开始向气囊内打气。注意打气时不要太急、太猛，应使气囊内的压力中速上升，至 170 ~ 180mmHg，或者以听诊器听不到搏动声时再向上升高 20 ~ 30mmHg 后停止打气，否则会影响测定结果。

（6）放气必须缓慢均匀，速率恒定在每秒 2 ~ 6mmHg，使水银柱或压力指针慢慢地匀速下降，接近心音恢复的刻度时可以更加放慢放气速度，同时用听诊器注意倾听心音。当第一声心音（医学上称为柯氏第一音）出现时血压表所指示的压力刻度即为收缩压，舒张压为心音突然减弱或消失时测压表上所指示的压力刻度。

（7）测完血压后静坐休息 5 分钟，按上述方法重复测量 1 次，注意再次测量必须待气囊内压力完全降至零后才能开始，取两次的低值即为本次测量血压的结果，必要时可重复第三次测定。一般初测者应同时测量左、右上臂血压，如测量结果压力相差＞20mmHg，则应加测双下肢血压。没有特殊需要的长期监测者最好固定在右上臂测量。

（8）对初次发现血压升高或血压过低而需要确诊的患者，必须以水银柱式血压计测量的结果为准，而且应在 24 小时的不同时段多测量几次血压。最好休息几日，彻底缓解紧张情绪，停用可引起血压变化的药物，排除可引起血压升高的相关因素。若此时测量的血压仍持续超过正常值才可考虑为高血压。

（9）对已经确诊为高血压与低血压患者，必须购买专用血压计并定期测量血压，而且今后一生中凡需要摸索治疗方案、感到身体不适、调整药物剂量时，均应每天早、中、晚多次测血压，连续测量 7 ~ 10 天。尤其是在自己血压易升高与易降低的时段内或情况变化时随时加测，即使病情非常稳定时也不要忘记定期进行血压监测，掌握自己血压变化的规律。因为偶测血压也许正好选在血压变化的高峰或低谷处，从而掩盖了血压改变的真实情况，误导了医生和患者。

（10）凡进行血压监测时，医生和高血压患者均应准备病历或专用本子，将每次测量的时间及结果一一记录清楚，以便提供给医生作参考，也可作为自己了解血压状况的资料。

（11）少年儿童测量血压时必须使用设有儿童专用的袖带和气囊的血压计，用成年人血压计测量会影响真实的血压数据。

高血压、低血压患者以及健康人群，都应该学会正确地使用血压计测量血压的方法，这样有利于自我保健，可尽早发现高血压患者及低血压患者。

（二）动态血压的监测方法

动态血压监测是一种问世时间不久的、全新的血压监测手段。目前由于动态血压监测的实践不足，在临床上一般仅作为袖带式血压计监测血压的一种补充或作为全面掌握高血压、低血压变化规律的参考。但是，就这一新生事物的发展潜力来说，它正在或已经使高血压的防治进入了一个新的阶段。本书不作详细介绍。

第 2 章

低血压的基本知识

一、低血压的诊断标准

成年人收缩压如果持续等于或低于 90mmHg，舒张压等于或低于 60mmHg，并伴有不适症状时，一般称为血压偏低或低血压。低血压是以体循环动脉血压偏低为主要症状的一种疾病。但是，血压降低不一定是病态。不同正常人血压的基础值不同，所以不能以简单的低血压数值标准就确定是否为低血压，尤其是有病理意义的低血压。

老年人低血压的诊断标准可放宽到 100/70mmHg，如果 60 岁以上的老年人低于上述标准，并伴有不适症状者也可诊断为低血压。

二、低血压患者知多少

目前，慢性低血压在中医药专著及教材中尚无记载，在西医专著、科普著作及教材中也无专门论述，仅在个别内科学著作中的高血压章节中附在后面有所简介。在群众中，低血压往往不被重视，这是因为低血压对健康的危害不像高血压那样突然和急骤。迄今在医学界及群众中，对低血压的危害均未引起应有的重视。低血压在大众眼里似乎不像高血压那样可怕，认为低血压算不上什么"病"，甚至还有人觉得低血压总比高血压好，这些观点都不正确。实际上低血压也在威胁着我们的健康。据国内报道，慢性低血压的发病率约为 4%，在老年人群中可达 8%～10%。我国人口众多，基数庞大，加上我国人口逐渐老龄化。所以，就全国而言，低血压虽不如高血压患者那么多，但也是一个不允许忽视的较大群体。经测算，大陆患原发性低血压的患者约 4000 万以上，台湾约 50 万以上。据国外报道，低血压人约占总人数的 10%。若我国也按这个比例计算，就有 0.4 亿～1 亿多人会出现低血压，这个数字很惊人！所以认识低血压的危害，加强对低血压的防治应该提上议事日程。

三、血压偏低的生理因素

笔者综合有关报道，并通过长期观察，发现许多因素可以影响血压的基础水平，有些人受其影响基础血压就偏低，在确定是否为低血压时要充分考虑这些因素。常见的影响因素有如下 4 个方面。

1. 年龄　一般年纪轻的人，血管弹性好，基础血压的平均值相对较低，大多在理想血压范围内波动；年龄大的人血管弹性渐差，如果一个老年人血压等于或低于 100/70mmHg，并出现不适症状，可视为低血压。

2. 性别　一般女性因皮下脂肪丰富，血管阻力小于男性，正常时血压基础值大多较低，容易产生低血压；男性则不然，肌肉发达，皮下脂肪少，所以正常血压的总体水平常常高于女性，发生低血压者相对较少。

3. 体质　一般体质差、瘦小无力者，因血管细、周围脂肪少，弹性相对不足，因此，血压的稳定性低于体质强健、经常从事剧烈运动或强体力劳动的人，所以体质差、瘦小无力者容易有血压偏低的情况出现。

4. 血压调节能力　一般低血压会使人的各个脏器和肢体出现供血不足。但因不同人对低血压的调节和耐受能力有所不同，出现的自我感觉与临床症状也大相径庭，尤其是处于临界低血压状态者，有的人会出现明显不适感觉，有的人却毫无不适。

由此可见，不能简单地根据血压测量值来判断低血压及其危害。但专家普遍认为：血压越低、持续的时间越长，对人体健康的损害就越大。对于每个低血压患者，则应根据其具体情况和个体差异，综合判断其危害程度。

四、低血压的分类

（一）按低血压发生的快慢（病程）进行分类，可分为急性低血压与慢性低血压两大类

1. 急性低血压　指血压由正常水平（或相对于患者的正常水平）突然间明显下降。其中大多由心脏突发疾病，如心搏骤停、阵发性室性心动过速或严重传导阻滞等恶性心律失常，或者外伤，以及眼球或颈动脉窦受压等原因诱发心输出量突然大量减少而造成；少数人因体位突然改变而调节不力等因素，导致静脉回流血量显著不足引起。所出现的症状一般以突然晕厥为主要表现。

2. 慢性低血压　就是我们平常所说的低血压状态，大多为一段时间小幅度血压降低或血压长期偏低，有人则在临界水平徘徊或上下波动。这种低血压绝大多数伴有程度不同的头晕、头昏、乏力等供血不足症状，个别人有诱因时偶可发生晕厥。与病人心脏收缩力相对不足、心率缓慢、长期或不正确使用激素类药物或扩血管药，神经调节功能紊乱等多种因素有关。

（二）按低血压对人体健康有无危害（性质）进行分类，可分为生理性低血压与病理性低血压两大类

1. 生理性低血压　除动脉血压经常低于正常值、劳动耐力减弱之外，一般无任何自觉症状；经长期随访没有各系统器官缺血和缺氧等情况发生；活动时血压调节可能迟钝，但可以上升，不影响生存和生活质量。该状态多见

于年轻妇女，尤其是体型瘦长、体重低的人群，经常从事较大运动量和重体力劳动者中偶也可见。前面提到的多数慢性低血压都属于这一类，其产生的原因与个体迷走神经张力较高有关，个别人在某种情况下会导致迷走神经张力突然异常增高，引起一时性急性低血压而出现暂时的头昏、黑矇、眼花等表现，但并不属于病态，休息一下大多能好转。

2. **病理性低血压**　这种人除动脉血压低于正常外，经常伴有全身乏力、头晕、易疲倦、出汗、心悸等症状，当长时间站立或者由卧位（或坐位、蹲位）转为立位时，上述症状更为明显，甚至可出现晕厥。

低血压可以急性发作，此时症状显著，来势凶猛，晕厥频繁发生，对健康危害较大，多见于各种器质性心脏病和急性血管收缩、舒张障碍。但大多数低血压表现为慢性过程，可有遗传倾向，也可继发于某些神经性疾病、心血管疾病、慢性营养不良、内分泌功能紊乱、传染性疾病恢复期，以及使用降压药期间。一般症状轻，时隐时现，直接危害不严重。低血压不管是急性发作还是慢性迁延，都属于病理范围。

五、低血压的原因

引起低血压的原因较多，主要有以下几点。

1. **诱发因素**　①先天性体质虚弱和神经调节功能降低；②营养不良、糖尿病、肾上腺皮质功能减退、多发性内分泌功能减退、甲状腺功能减退、腺垂体功能减退、脑动脉硬化及中枢神经系统疾病；③长期卧床突然变动体位等。

2. **神经系统中枢调节血压的功能失调**　有些人有不同程度的中枢神经系统张力障碍，表现为体内兴奋与抑制的平衡失调，或者血管舒缩中枢处于抑制优势状态，最后均可使血管过度舒张而出现血压降低。

3. **内分泌功能失调**　体内某些调节血压的物质，如肾素—血管紧张素—

醛固酮、儿茶酚胺类升压物质分泌降低，而缓激肽、组胺、5- 羟色胺等舒血管物质分泌增多等，从而造成血压降低。

4. 生理因素 许多生理因素可以影响血压的基础水平，因此在确定是否为低血压时要充分考虑这些因素。导致血压偏低的常见生理因素如下。①年龄：一般年轻者血管弹性好，基础血压平均值相对较低，也多在理想血压范围内波动，而年龄大者血管弹性渐差。如老年人血压低于 100/70mmHg，可视为低血压；②性别：一般女性因皮下脂肪丰富，血管阻力小于男性，因此血压基础值大多较低，容易产生低血压；③体质：体质差，瘦小无力者，因血管细、周围脂肪少、弹性较差，因此血压稳定性较低，容易出现血压偏低；④血压调节能力：不同人对低血压的调节和耐受能力不同，因此，其自我感觉与临床症状也大不相同，特别是处于临界低血压状态者，有的人明显不适，有的人却平安无事。

据国外报道，低血压患者约占总人数的 10%。本病常见于体质较差、体质虚的老年人、中青年妇女和脑力劳动者，女性居多，并有家族遗传的倾向。

六、低血压的临床表现

低血压的临床表现与血压下降的急缓、幅度、持续时间、患者的基础状态有关。

（一）一过性低血压的表现

病人可在一个短时间内，如几小时、几天中表现头痛、头晕、疲乏、无力。有人早上一起床即感到眩晕和精神不振、四肢酸软无力，活动后可好转，但到下午或傍晚又感加重，这种疲累感与患者实际工作或活动所消耗的体力不相称，即都是非疲劳过度引起的。原因可能与一过性神经系统功能紊乱、颈椎病发作、药物服用不当等引起的低血压有关。

（二）持续性低血压的表现

1. 头痛、头晕 在低血压的患者中，头痛要以是唯一的主诉，其头痛往往在紧张的脑力或体力活动后较为明显，头痛性质和程度不一，多表现为颞顶区或枕下区隐痛，也可呈剧烈的搏动性疼痛或麻木性疼痛。头晕轻重不一，轻者两眼发黑、眩晕，重者可以失神，甚至晕厥，常在突然改变体位，尤其是由蹲位突然站立时发生。此外，在长时间静止工作的条件下也好发。头痛和头晕可能与血压低造成脑部血液灌注不足有关。

2. 心前区隐痛或不适 低血压患者不少具有心前区隐痛，不仅在体力劳动或紧张脑力劳动时出现，在安静时也可发作，甚至引起心绞痛样表现，尤其多见于40岁以上患者。这种情况不仅见于低血压合并冠心病的患者，而且血压过低本身也能导致冠状动脉供血不足，引起心肌缺氧、缺血而产生上述症状。

3. 神经功能障碍 低血压供血不足可降低神经的反应性。表现为精神萎靡不振、疲劳、记忆力减退、睡眠障碍和自主神经功能失调等。若伴有自主神经功能失调，患者可有多汗、皮肤苍白或轻度发绀、手脚麻木。

4. 内分泌功能减退的现象 尤其是身体应激状态下的内分泌调节功能减弱，表现为肾上腺素和去甲肾上腺素类物质分泌不足，部分患者血糖不稳，易发生低血糖和性功能衰退。

5. 其他 还有一些低血压患者可表现为整体状态欠佳、脸色苍白、食欲缺乏、腹部不适、消化不良，血中红细胞增多、白细胞减少，因抵抗力下降易引起感染等现象。严重者可能导致脑梗死和心肌梗死，诱发直立性低血压，这种患者每当体位变换时，血压即迅速下降至晕厥，常常被迫卧床不起。其他严重症状还有四肢冷，心悸，呼吸困难，共济失调，发音含糊，甚至昏厥。

贫血不等于低血压，在日常生活中，一般人很容易把贫血和低血压两种疾病相混淆。这是因为贫血和低血压在症状上有相似之处，比如精神疲倦、健忘、头晕等。但是，"贫血"和"低血压"是两个互不相干的概念。"贫血"可以理解为血液变"稀薄"了。它是指单位容积的血液中红细胞数目及血红蛋白含量低于正常，而"血压"是指动脉（血）的压力。

贫血的原因，通常是由于造血的原料不足、造血功能障碍或红细胞丢失、破坏过多等原因引起。红细胞将氧气送到全身各组织，并将组织中的二氧化碳运送到肺而排出体外的生理功能主要是依靠其内含有的血红蛋白来完成。贫血时，红细胞这种运载功能的降低与血压高低是没有直接关系的。

七、各类常见低血压的危害

对人体来说，血压过高和过低都不是好事。但是，人们往往对高血压的危害相对比较了解和重视，却忽视了低血压的危害。其实，低血压的危害也不小，尤其是对老年人、体弱者、妇女等一些特殊人群危害更大。低血压对人体健康的威胁主要来自压力降低后不能把足够的血液运送到需要的地方去，于是造成有关脏器组织缺血，尤其是对缺血敏感的大脑、心脏等处首先会出现问题。归结起来低血压有三大应引起医生和患者重视的威胁：①血压降低导致的脑、心、肾等重要脏器供血不足；②突然晕厥引起的继发性外伤和潜在危险；③诱发原有的缺血性疾病突然发作或加重。

虽然说良性低血压者常无直接的生命危险，但处于低血压状态的人，每遇风吹草动，如感染、高热、过度劳累，参加一些长跑、登山、军训、旅游等负荷高的活动，就会出现血液供应不足的症状，甚至引起晕厥或休克，常常需要急救。因低血压而诱发心绞痛、心肌梗死、脑血栓形成等危及生命的缺血性疾病在临床也不少见。所以，低血压的危害不容小觑。下面我们就不同类型的低血压及其危害进行讨论。

（一）体质性低血压

多见于健康人及亚健康的人群，尤其以体重低、体质较弱的女性居多，也有的有家族遗传史。这类低血压往往表现为慢性持续过程，除瘦弱、不爱参加各种运动外，一般没有自觉症状，即使有不适症状也查不出什么器质性的问题来，属于生理性低血压；少数人可能因同时存在其他慢性疾病，如营养不良、贫血等，会经常出现头晕、头痛、心慌、无力等症状，发生时多伴有诱因，夏季气温较高时症状更为明显。

这种体质性低血压危害不大，只是影响个人的生活方式，限制生活情趣的扩大，失去参加户外活动的乐趣罢了。临床上不需要做什么治疗，也不用服药，只要注意加强营养、适当运动、增强体质就行了。

（二）直立性低血压

主要表现为直立性低血压或站立性低血压，也有的称之为交感性直立性低血压。一般认为，正常人不同体位血压是允许有差异的，站立时收缩压比平卧时可下降 10 ~ 20mmHg，舒张压下降 5 ~ 10mmHg。如果这种改变迅速，身体调节不及时，就会因一时性脑供血不足产生直立性低血压。表现为患者平卧、蜷坐、下蹲或蹲厕几分钟后突然或较快地直立或站起，或者长时间站立静止不动时，突然出现一过性头昏、头晕、视物模糊、眼花、黑矇、乏力、恶心等症状，甚至晕倒、晕厥，平卧休息大多可缓解，测量心率快且血压偏低。

单纯因体位突然改变而造成的低血压者多见于老年人、长期服用降压药的病人和体质差的人。对健康的危害主要来自低血压晕厥的摔伤，尤其是颅内血肿、脑震荡等，还有学者认为与脑卒中相关。美国心脏学会的一项研究纳入了 11707 名中年人，在选入时无脑卒中和明显心脏病，选入的低血压标准为从平卧位到直立位时收缩压下降 20mmHg 以上，和（或）舒张压下降 10mmHg 以上；前者称为收缩期直立性低血压，后者称为舒张期体直立性低血压。经过几年的长期观察结果显示，他们中发生交感性直立性低血压的危险比为 2.0，有 95% 的人当时的心指数（CI）仅为 1.2 ~ 3.2L/（分·米^2）；而且无论低血压是什么类型，均有相似的脑卒中发生率，即使调整了许多脑卒中危险因素之后仍然如此。这说明直立性低血压与缺血性脑卒中及"小中风"有肯定的关联。由于直立性低血压是一个易于测定的指标，因此它是否能成为预测缺血性脑卒中的预告因子尚有争论。

综上所述，好发单纯性直立性低血压的人群应特别注意改变体位要缓慢，防止长时间静止不动，夜间可分次喝些水，起床、转头要慢，要等完全清醒后才离床缓走，大便尽量用坐便器，而不用蹲位便坑，蹲厕后要缓缓站起。这些都是预防低血压脑卒中的简易有效的方法，可避免诱发其发作而造成意外。当然，如果该人群有其他疾病基础，则治疗原发病更是主要的。

脑卒中即老百姓俗称的中风。它分为出血性卒中和缺血性卒中。出血性卒中是由脑血管破裂、出血导致的，即我们通常所听说的脑出血。缺血性卒中是指各种原因所产生的栓子堵住脑血管，导致脑缺血。高血压是脑卒中的首要危险因素。在各种引起脑卒中的常见原因中，由高血压引起的为脑卒中，占到脑卒中的一半以上。在多数西方国家中，高血压的主要并发症是冠心病；而在我国，高血压的主要并发症脑卒中。高血压患者发生脑卒中的人数是发生心肌梗死的5倍。在生活中，不少人有个错误的认识，认为只有患高血压的人，才有可能发生脑卒中。不错，高血压确实是脑卒中的最常见的危险因素，尤其是出血性脑卒中更与高血压息息相关，往往高血压是因，脑出血是果。但这并不意味着血压正常或偏低的人，就不会有脑卒中危险存在。笔者在临床也常常碰到平时血压并不高或偏低的人，睡前也没有任何征兆，然而第二天早晨醒来后，却发现自己的一侧肢体瘫痪无力，口眼㖞斜，语言不利，面目全非，自己不认识自己，家人看见目瞪口呆，真是噩梦一场。这正是脑卒中的表现。原因与低血压密切相关。不少老年人，当脑血管已存在病变（如脑动脉硬化）和年老等因素时，脑血管的调控能力就不那么敏感，因而脑血管不能正常扩张，管腔相对狭小，加上熟睡后饮水少，血液相对浓缩，微血管易生痉挛，血中的血小板、胆固醇与纤维蛋白易沉淀于管壁，血流变缓，而易发生血栓而堵塞血管，致脑细胞组织缺血缺氧。这种"缺水断粮"的结局就导致了缺血性脑卒中。此情况多在黎明时段悄悄地进行。神不知鬼不觉地突然袭击。醒来时早已尘埃落定，也只能面对严酷的现实。另一种较常发生的情况是夜间因体位或转头所致低血压、脑缺血而发生的猝倒。这也是低血压导致的脑血管意外。不过它只是短暂性，一过性的可逆损害，往往有惊无险，雨过天晴。

（三）餐后低血压

正常人在进餐后大约 15 分钟会出现血压下降，到 40 分钟时，舒张压降低幅度达到最大值。这种情况多见于老年人，特别是血压调节能力差、体质虚弱的老年人。这是因为进餐后大量蛋白质、脂肪等物质需要在胃肠道进行消化吸收，于是胃肠道活动加强，能量消耗增加，需要的血量相对增多，血液就向胃肠道集中和转移，使循环血量减少而导致血压下降；其次，吃饭后胰岛素分泌增多，胆碱能反应被抑制，以及压力感受器敏感性降低也加重了血压下降。

因此，我们特别提倡饭后先坐一会儿或躺一会儿，不要立即参加运动，以免发生餐后低血压反应，"饭后百步走"不宜在进餐后立即进行。这样有保健养生的功效，对健康有利。而且这种血压下降虽然是生理性的，危害不大，但长期不注意防止餐后低血压，餐后不休息，可能会引发胃肠道功能紊乱、溃疡病及其他系统的供血不足。

（四）排尿性低血压

有人在排尿中或排尿后出现突然晕倒，神志不清，往往发作后 2 ~ 3 分钟可自行恢复。医学上称为排尿性低血压，老年人夜间起床小便时最常见。主要是因为膀胱胀满后突然排空使腹腔压力骤减，于是静脉突然扩张增加，回心血量明显减少，于是造成血压明显下降。加上老年人神经调节功能迟钝，尤其是夜间，心率缓慢，血管扩张，对这种血压下降的调节难度就会更大，人体更不能适应这种改变，所以最易在夜间发生排尿性低血压。

发生排尿性低血压的患者除发生摔伤外，老年人有时会诱发心肌梗死、脑卒中等严重缺血性并发症，甚至突发猝死。因此，要在相关人群，尤其是老年人中普及排尿或夜间起夜小便的自我保健常识。可采取在坐便器旁设置栏杆或扶手等措施，患者及家属须特别注意，预防发生意外。

（五）特发性低血压

特发性低血压是一种原因未明的低血压，一般以直立性低血压为主要表现，大多认为与自主神经功能障碍、去甲肾上腺素分泌水平较低有关，导致站立时不能较快调高血压所引起，是属于中枢神经系的一种多发、多变性疾病。这种低血压中年以上发病，男性多于女性，起病比较缓慢，多在晨起、登高、行走、站立排尿时，突然出现血压下降可伴有头晕眼花、乏力，甚至晕厥等症状。平卧时，血压可以升高，症状反复发生，严重者会长期卧床。

这种低血压者与单纯的直立性低血压不同，往往年龄轻，体质尚好，发作时虽有低血压，但一般不伴有心率的改变；常伴有尿频、排尿困难、尿失禁、阳痿、腹泻、便秘、少汗或无汗等自主神经功能失调症状；严重者甚至出现表情呆板、肌束震颤，动作不灵活或步态蹒跚，一般要排除其他疾病才能诊断为特发性低血压。特发性低血压由于有自主神经功能障碍，常反复频繁发作，症状也严重得多，摔伤概率会大大增多，所以对健康危害大，预防也相对困难。应对之策除防止体位突然变动外，要积极进行相应的神经内分泌调理治疗，容易发和特发性低血压的人不要从事危险性高的工作。

（六）慢性肾上腺皮质功能减退性低血压

慢性肾上腺皮质功能减退性低血压的病因是结核、肿瘤转移、白血病浸润、手术切除、变性、感染等原因导致的肾上腺皮质破坏造成的疾病，临床又称Addison病。发病的核心环节是肾上腺皮质破坏、功能减退造成体内肾上腺皮质激素如醛固酮、皮质激素的水平大大降低，以皮肤、黏膜色素沉着为主要特征。国内报道该病色素沉着的发生率为90.5%，可遍布全身，以暴露部位、常受摩擦和受压或瘢痕处尤为明显，患者脸色黝黑发暗，有人形容病人为"青面虎"。其原因是肾上腺皮质功能减退后垂体黑色素细胞刺激激素分泌增多，所以造成面部色素沉着的突然增加，往往也是病情恶化的标志。

低血压是本病的主要体征之一，病人因血压低常有供血不足发生，更加重了肾上腺皮质功能的下降及缺失。尤其是在创伤、手术、分娩、突然中断治疗等应激情况下，短时间内肾上腺皮质功能快速大幅度下降可诱发一种"肾上腺危象"的情况。发作时恶心呕吐，四肢发凉、颤抖，血压可以急剧下降，严重者可以测不到血压。并可出现午后乏力、体重下降、胃肠道反应、低血糖现象、神经衰弱等常见的症状。

如果一个人长期低血压伴面色黝黑时，应去检查一下血中或尿中皮质醇、17-羟皮质类固醇状况，做血浆基础促肾上腺皮质激素分泌水平或肾上腺皮质激素试验，探查肾上腺皮质储备功能，如有降低便不难作出诊断。治疗慢性肾上腺皮质功能减退性低血压以治疗原发病并补充肾上腺皮质激素为主，治疗后血压将会逐渐回升，不需专门使用升血压的化学药物。

（七）多发性内分泌功能减退症性低血压

多发性内分泌功能减退症性低血压是指在同一患者身上同时或先后发生两种以上的内分泌功能减退症。临床上以肾上腺皮质功能减退（Addison 病）伴糖尿病或甲状腺功能减退较为多见。如果由自身疫性疾病而继发，称为多腺体自身免疫综合征。

该病患者常常有低血压表现，少数以低血压为主要表现。患者因多种激素分泌减退而全身状态较差，临床上常常见到精神萎靡、神疲无力、调节紊乱等症状，伴发相应的内分泌减退引起的继发性症状。

对反复的低血压状态伴各种不适者，千万不能只注意低血压而忽略其他问题，没有全面检查前不能将该病当成体质性低血压处理而出现漏诊和误诊，贻误了内分泌异常的病情的发现。

（八）垂体前叶功能减退症性低血压

正常人垂体前叶分泌的激素并非直接作用于周围器官，而是通过内分泌腺体发挥其生理功效的，所以垂体前叶功能减退常伴有多个腺体功能不全的种种表现。本病主要是由产后大出血引起垂体前叶内血管栓塞、出血，导致垂体坏死、萎缩纤维化造成的；其次是垂体或附近的肿瘤压迫垂体，致使垂体萎缩所致；脑部炎症、垂体手术或放疗后、颅脑外伤等等其他原因也可引起垂体前叶功能减退症性低血压。

本病的临床症状以性功能障碍为先发症状者居多，毛发稀少是常见的早期表现之一，继而常有甲状腺功能减退，肾上腺皮质功能减退出现较晚，本病多数进展缓慢。

本病患者可出现反复的低血压和供血不足。对有产后出血史、颅内问题或损伤者，若有低血压要考虑本病，可测定血中垂体前叶分泌激素的水平来诊断。与慢性肾上腺皮质功能减退引起的低血压的重要区别点在于本病无明显色素沉着，一般不难鉴别。

（九）甲状腺功能减退性低血压

甲状腺功能减退是一种甲状腺疾病，可以原发产生也可以继发于其他疾病。目前这种疾病的发病率有上升趋势，原因可能与感染、放疗、缺碘、自身免疫等有关。本病早期即可出现畏寒怕冷、血中胆固醇增高、毛发稀少，同时伴有面部和四肢出现特征性的黏液性水肿等表现。黏液性水肿，即病人看上去面部水肿，四肢肿胀，但与水钠潴留的水肿不同，压下去有张力，无凹陷，有人形容为是一种推"面筋"的感觉。

本病患者可以伴发低血压，发生的原因是由于甲状腺素减少，血管张力下降，血容量不足引起的，应补充甲状腺素来治疗，单纯使用升压药无效。

（十）手术后低血压

部分些病人在手术后可以出现低血压，如足月妊娠剖宫产术后、腹腔巨大肿瘤手术摘除术后、大量胸腔积液或腹水穿刺放液术后，均有可能会发生突然的血压下降，临床有时称为卧位性低血压。主要由胎儿或肿瘤等附加因素对血管的压迫突然解除所致。一般早期视情况给予增加外周血管阻力的处理，适应一段时间就会好转。

（十一）药物性低血压

高血压患者长期服用降压药，如甲基多巴、胍乙啶、帕吉林（优降宁）、安定类、氯丙嗪、安乃静、氢氯噻嗪、呋塞米等；冠心病病人长期服用抗心绞痛药，如异山梨酯、硝酸甘油等，均可因药物剂量过大或过久，在血压下降后不能及时调整用药剂量引起低血压。尤其是使用 α 受体阻滞剂等降压快、作用强的降压药物及首次使用某种降压药物的老年人更易引起药物性低血压。

对药物性低血压主要的应对之策就是合理用药。我们特别提倡服用降压药要在医生指导下逐渐加量，合理用药，科学择药。病人也要加强学习，树立正确的用药观念，千万不要依赖药物，听信不负责任的药物宣传或庸医、游医的推销，产生低血压不良反应。

（十二）高山性低血压

在平原上生活的人一旦到海拔 3000m 以上的地区时，常常会出现血压偏低的现象。这是因为海拔高、缺氧、血管反应性降低造成的一种不适应状态。患者常有头晕、头痛、嗜睡、记忆力下降、全身无力、疲倦、食欲缺乏等，也有极少数人可因感冒、感染等诱发或加重，甚至出现肺水肿。

高山性低血压属于高山反应的一种，是到高原工作、出差、旅游者需要特别重视的。大多数高山性低血压者经过一段时间高原适应后症状可消失，如不能适应则应该离开该地区到海拔低的地方去，血压就会恢复正常。如果条件允许，上高原时一般应该采取分阶段、分海拔高度逐步适应的方法过渡到达高海拔地区，这样可避免或减少高山性低血压的发生。

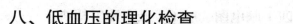

八、低血压的理化检查

（一）实验室检查

可查血常规、尿常规、血糖（空腹及餐后），血清电解质、尿酮体、肾上腺皮质激素试验、甲状腺功能测定等项目，有助于低血压的诊断与鉴别诊断。

例如，血液中细胞（RBC）减少，血红蛋白（Hb）减少则提示贫血，可引起体质性低血压、一过性低血压，巨细胞性贫血伴有神经功能紊乱者，可引起直立性低血压；血糖过低可诱发持续性低血压现象。血及脑脊髓液的华氏反应阳性提示中枢神经系统梅毒者可导致直立性低血压；血清电解质中钠减少、钾增高，尿 17– 酮类固醇水平低下者示肾上腺功能不全，也可引起直立性低血压的发生；低血压容量、低血钾及其他电解质紊乱，均可发生低血压；甲状腺功能测定异常（主要是甲状腺素减少）可导致甲状腺功能减退性低血压及多发性内分泌功能减退症性低血压；血中或尿中皮质醇、17– 羟皮质类固醇水平等肾上腺皮质激素试验水平下降，可发生慢性肾上腺皮质功能减退性低血压。以上实验室检查，有些在基层医院可以进行，有些需在大型专科医院才能检查，所以不详细介绍。

（二）心电图检查

此项检查可列为慢性低血压的常规检查，有助于排除各种类型的心律失常及无症状冠心病、心肌梗死引起的低血压。

（三）超声心动图检查

当心房出现血栓或带蒂的肿瘤造成二尖瓣机械性阻塞时，病人在改换体位时往往发生直立性低血压。

（四）脑电图、脑CT及MRT检查

以上检查有助于排除脑血管疾病和其他原因引起的局灶性癫痫，以及中风引起的低血压。

（五）X线检查

胸部X线摄片，有助于排除导致低血压的种种心脏因素。如主动脉瓣钙化提示钙化性主动脉瓣狭窄，可引起直立性低血压；拍摄颈部X线正侧位片，可诊断颈椎退行性病，因为颈椎病可引起一过性低血压。

第 3 章

慢性低血压病的中医中药治疗

一、慢性低血压病辨证施治规律初探

辨证施治为中医理论和临床诊治的精髓，在尚无确切的科学方法将中西医两种医学体系完全融会贯通的状况下，用中医传统理论对慢性低血压进行辨证，进而指导治疗，是中医诊治的特色，可以提高中医中药的临床治疗效果。

慢性低血压属于中医学"眩晕""虚劳""惊悸""怔忡"等病症的范畴。笔者认为，慢性低血压多因先天不足、后天失养、劳倦伤正、久病虚损等所致。先天禀赋不足、后天失养是低血压发病的根本原因。肾为先天之本，主藏精而寓元阴元阳，先天不足，元阴元阳亏虚，则脏腑失于温煦和濡养；脾为后天之本，为气血生化之源，脾虚则化源不足，气虚血少，进而可影响及心肺。心主血脉，肺主气，血之运行有赖气之推动。心肺气虚，则脉道不充，鼓动无力，所以出现低血压。如《灵枢·口问篇》云："故上气不足，脑为之不满，耳为之苦鸣，头为之苦倾，目为之眩。"本病起病缓慢，病程较长。辨证以虚证居多，实证少见。笔者从事内科临床工作 53 年，近 30 年来，潜心对慢性低血压的辨证施治规律进行的临床研究，初步探索、总结出以下规律。

（一）气血两虚型

本型患者除血压低于正常以外，可见面色无华，头晕目眩，心悸气短，神疲乏力，妇女月经量少或闭经，苔薄质淡，脉细。

基本方：笔者经验方归芪升压汤。

当归 10g，黄芪 15g，大枣 10 枚，龙眼肉 20 粒，制何首乌 15g，白术 10g，茯苓 10g，山药 15g，熟地黄 12g，炙甘草 3g。每日 1 剂，水煎服。

加减法：面黄贫血明显者加阿胶 10g（烊化冲服）；腹胀，食欲缺乏者去熟地黄，加砂仁 4g（分 2 次后下），陈皮 6g；嗳气恶心者加姜半夏 10g，青皮、陈皮各 6g；大便稀溏不成形、脘腹冷痛者加苍术 15g，干姜 6g，炒薏苡仁 15g，去熟地黄、当归；手足不温者加制附片 5g，干姜 6g。

（二）中气不足型

本型患者除血压低于正常值以外，可见头晕目眩，倦怠乏力，懒于语言，气短，舌淡，脉沉细等症。或伴有胃下垂等内脏下垂症。

基本方：笔者经验方益气升压汤。

黄芪 30g，党参 10g，白术 10g，枳壳 10g，升麻 10g，葛根 10g，柴胡 10g，麻黄 6g，炙甘草 5g，红糖 10g。每日 1 剂，水煎服。

加减法：伴有胃下垂等内脏下垂者，升麻、葛根改为 15g；乏力气短，明显者加黄精 15g，刺五加 15g；手足不温者加鹿角胶 10g（烊化冲服）；大便不成形者加苍术 15g，山药 15g，炒薏苡仁 12g。

（三）气阴两虚型

本型患者血压低于正常值以外，可见眩晕乏力，气短懒言，口干喜饮，体质较瘦，失眠多梦，舌质偏红，脉细等症。

基本方：笔者经验方生脉升压汤。

白参粉 3g（分 2 次冲服），太子参 10g，麦冬 10g，五味子 6g，白芍 10g，阿胶 10g（烊化冲服），制何首乌 10g，黄精 15g，大枣 10 枚，白糖 20g。每日 1 剂，水煎服。

加减法：低热颧红等阴虚火旺者加生地黄 12g，地骨皮 10g；胸闷、胸痛兼有血瘀者加丹参 30g，红花 6g，川芎 10g。心悸、失眠严重者加酸枣仁

10g，合欢花 10g。

（四）心肾阳虚型

本型患者除血压低于正常值以外，可见面色无华，心慌气短，头晕胸闷，神疲腰酸，畏寒怕冷，四肢不温，小便频数，舌质淡，苔白，脉沉缓或沉细。

基本方：笔者经验方桂附升压汤。

肉桂粉 3g（分 2 次冲服），桂枝 10g，制附片 6g，熟地黄 12g，淫羊藿 10g，仙茅 10g，鹿角胶 10g（烊化冲服），红参粉 3g（分 2 次冲服），麻黄 10g，炙甘草 3g。每日 1 剂，水煎服。

加减法：肾阳虚表现严重者加菟丝子 20g；便溏不成形者加苍术 15g，山药 20g，去熟地黄；夜尿多者加益智 10g，补骨脂 10g；下肢水肿者加茯苓 10g，泽泻 10g；胸痛、舌紫者加丹参 30g，延胡索 15g。

（五）肝肾阴虚型

本型患者除血压低于正常值以外，可见头晕、头昏，目涩耳鸣，腰膝酸软，口干咽干，失眠健忘，手足心热，四肢麻木，颧红盗汗，舌红少苔，脉细数等症。

基本方：笔者经验方育阴升压汤。

枸杞子 15g，菊花 10g，熟地黄 20g，山茱萸 6g，山药 15g，茯苓 10g，牡丹皮 6g，泽泻 10g，黄精 15g，麦冬 10g，玄参 15g，炙甘草 3g。每日 1 剂，水煎服。

加减法：阴虚表现严重者加女贞子 10g，墨旱莲 12g；火旺明显者加知母 10g，地骨皮 10g；心烦失眠者加茯神 10g，首乌藤 15g。

（六）痰湿内蕴型

本型患者除血压低于正常值以外，可见头昏头重，胸脘痞闷，恶心，饮食减少，倦怠无力，嗜睡，肢体困重，口有浊味，舌苔白腻，脉濡或滑等症。

基本方：笔者经验方化浊升压汤。

制半夏 10g，胆南星 6g，陈皮 6g，苍术 10g，白术 15g，天麻 12g，茯苓 10g，枳实 15g，泽泻 15g，石菖蒲 6g，豆蔻 4g（后下），炙甘草 2g。每日 1 剂，水煎服。

加减法：头重、胸闷等痰严重者，苍白术改为 15g，加生薏苡仁 15g；头痛严重者加川芎 15g，白芷 10g；脘闷食少者加砂仁 4g（分 2 次后下），焦山楂、焦六曲各 10g；恶心者加姜半夏 10g；兼有气虚乏力者加炙黄芪 15g。

临床上常出现数型并见的情况，在同一种类型的低血压人中，也可出现不同的兼症，需根据基本经验方灵活加减，收效则更为显著。

二、常用升压中药的作用机制

1. 人参　人参为五加科多年生草本植物人参的根。野生的称野山参，栽培的称园参。主要产于吉林、辽宁、黑龙江。因以吉林抚松县产量最大，质量最好，因而又称吉林参。另产于朝鲜者称朝鲜参，其加工品称别直参。因加工不同，又有如下品种：采集后直接洗净晒干或烘干者，称"生晒参"；经沸水浸烫后，浸糖汁中，取出晒干者，称"糖参"（又称白参）；蒸熟晒干或烘干者，称"红参"；加工时断下的细支根，称"参须"。人参有大补元气，复脉固脱，回阳救逆，改善机体虚弱状态的作用。人参的主要成分为人参皂苷类。现代药理研究已证实，人参所含皂苷对血压有双向调节作用，可使慢性低血压患者的血压上升。实验研究还发现，狗在大量失血或窒息而处于垂危状态时，立即注入人参制剂，可使降至很低水平的血压回升，延长狗的存活时间。近年来，现代药理研究还发现，人参地上部分（包括茎、叶、花蕾、果肉、种子等）亦含有皂苷类物质，其含量超过人参根。据分析测定，人参皂苷的含量根部为 3.2% ~ 5.2%（红参为 3.2% ~ 4.0%，生晒参为 5.2%），人参叶为 10.2%。人参的地上部分以茎叶的人参皂苷含量最多，茎与叶的含量比例一般为 4：6，不同地区的人参茎叶中总皂苷虽有多少之别，但却不同程度地高于参根的含量。这一发现，使人们对人参又有了新的评价，在过去认为没有什么药用价值的茎叶等地上部分，现在应该受到充分的重视，与参根摆到同等的位置。经临床观察，小剂量及中等剂量的人参叶单味应用有良好的对抗慢性血压的作用。

2. **西洋参**　西洋参为五加科植物西洋参的根。主产于美国、加拿大及法国，我国也有栽培。西洋参晒干后，其色白起粉者，称"光西洋参"；挖起后即连皮晒干或烘干者，称"原皮西洋参"。湿润后切片，晒干入药。西洋参可补气养阴，生津止渴，清肺肾，凉心脾，清虚火，养血退热，调补五脏，安神除烦等功效。主要用于气阴两虚之证。现代研究发现，西洋参中具有药效的成分主要是人参皂苷。清·张锡纯在《医学衷中参西录》中谈到"西洋参性凉而补，凡欲用人参而不受人参之温补者，皆可以此代之"。近代药理亦证明西洋参与人参所含成分基本相同，药理亦颇相似，从药理表明，西洋参对老年脏器功能衰微、免疫功能低下及适应环境能力减退、心血管系统和内分泌系统，均有一定的保障作用，但本品药性较寒，药效缓和，补益作用较人参弱，并伴有清虚热作用。经临床观察，西洋参对气阴两虚型低血压有良好的疗效。

3. **刺五加**　刺五加为五加科植物刺五加的干燥根及根茎。刺五加具有补中气，益肾精，坚筋骨，强意志，促食欲，增气力，安神益智，调补五脏，延缓衰老等功效。现代研究发现，刺五加可调整血压，使高血压、低血压恢复正常。在麻醉猫的实验中，它可使降低的血压上升到正常。经临床观察，刺五加对中气不足、气血两虚型慢性低血压有良好疗效。

4. **黄芪**　黄芪为豆科多年生草本植物蒙古黄芪或膜荚黄芪的根。临床生用或蜜炙用。黄芪为代表性补气药物之一，人体各种功能无不依赖气的活动，气虚则诸症起。气虚则血之化源不足而血虚；气虚，血之动力不足则血瘀；气虚，气不摄血而血溢，故黄芪虽为补气药，而气、血、阴、阳兼而有之。著名老中医祝谌予称黄芪为"补药之长"。实验证明，黄芪有促使细胞生长旺盛、延长寿命作用，能增强人体的免疫功能。对延缓老年人机体功能衰退、防止或减轻疾病的进程、改善对环境的适应能力将有一定的意义。因此，黄芪在延缓衰老药物的应用中有重要的地位。黄芪的动物实验虽提示有降压作用，但临床单味应用或配伍成复方应用，均发现有良好的升压功效，尤其对中气下降型低血压效果尤为明显，这可能与黄芪能加强心脏及血管的收缩力有关。

5. 黄精　黄精为百合科多年生草本植物滇黄精、黄精或囊丝黄精的根茎。黄精既可益气，又可养阴；既可益肾填精，又可润肺延年。黄精自古作补益健身之品，有延年益寿之功。传说古时有一小姑娘，因常服黄精而不饥，并能走如奔马、飞身。有些著名文人也对黄精的抗老延年功能作诗赞美。如杜甫诗曰："扫除白发黄精在，君看他年冰雪容。"白居易诗曰："丹灶烧烟煴，黄精花丰茸。"配伍药物含有黄精的作为延年益寿方剂则不胜枚举。

有关黄精升血压的现代研究，也不乏其报道。在抢救休克病人时，升压是重要的措施之一。由黄精、黄芪和甘草配伍组成的升压汤，用于感染性休克以及低血压症，有明显的升压效果。由黄精、栀子、生石膏、生大黄、枳实、丹参、玄参、桂枝组成的解毒升压汤，治疗热毒之邪耗阴所致血压下降的重症也有一定效验。经临床观察，黄精对气阴两虚、气血两虚、中气下陷引起的慢性低血压均有较好疗效。

6. 玉竹　玉竹为百合科多年生草本植物玉竹的根茎。又称葳蕤、萎蕤。玉竹为滋阴良药，可养阴润燥，健脾润肺，生津止渴，轻身延年。玉竹煎剂的动物实验发现，可使外周血管和冠脉扩张，并有耐缺氧作用。对血压和心搏则随剂量不同而有双相的效果；大剂量可短暂地降压、增强心搏动；小剂量使血压上升，减弱心搏动。玉竹温润甘平，中和之品。煎熬食之，大能补益。唯其性纯，功效甚缓，不能求一时之急，必须久服，始吃不可妙功。临床观察，玉竹单味或复方运用，每在10g以内，对慢性低血压有效，尤其适宜气阴两虚的低血压患者。

7. 麦冬　麦冬为百合科多年生草本植物麦冬及麦冬属植物大叶麦冬的块根，又称麦门冬。麦冬为常用的养阴药，可生脉保神，滋阴益精，清心除烦，定喘宁嗽，美容益寿。关于单味麦冬升压血的研究和报道尚不多，但关于麦冬制剂——生脉散及参麦注射液、增液注射液的研究确颇为深入。生脉散为补气养阴生脉的古方，吴鞠通说"汗多脉散大，喘渴欲脱者，生脉散主之"，近年来对其进行了心血管系统和血液系统等方面的药理研究与临床研究，并已制成注射液，制订了质量标准，成批生产供应于临床使用，大量的临床报道显示，对急、慢性低血压均有显著疗效。参麦注射液每毫升含红参、麦冬各 0.1g，是由生脉散衍化而来。实验研究表明，对痢疾杆菌内毒素和伤寒杆菌内毒素所致小鼠中毒性休克有保护作用，可抑制发热，减少腹泻，对抗白细胞上升现象，激活内皮系统吞噬功能（用药 5 天约增强 4 倍），兴奋垂体 – 肾上腺皮质系统，增强垂体前叶 ACTH 的合成和积累，使血浆 cAMP 水平下降并趋于正常。临床用于抢救休克，将参麦注射液 10 ～ 30ml 加入 50% 葡萄糖注射液 20 ～ 30ml，静脉推注，15 ～ 30 分钟 1 次，连续用药 3 ～ 5 次，有较好疗效，使血压恢复并稳定休克体征消失快而稳。

8. 甘草　甘草为豆科多年生草本植物甘草或胀果甘草、光果甘草的根及根茎。甘草甘平入心肺脾胃经，补诸虚而解百毒，炙用气温，补脾胃不足，生用泻心火、解毒、通淋。甘草性缓，入和剂则补益，入汗剂则解饥，入凉剂则泻邪热，入峻剂则缓正气。缓其可去急，与热药同用缓其热，与寒药同用缓其寒，使补之不至于骤，泻之不至于速。可用为祛病抗老药用于各种心、肺、肝、胃等疾病，用于慢性低血压，选用炙甘草，剂量不宜过大，短期应用可达每天 5g，较长时间运用应每天在 3g 之内，在升压方面，甘草不仅起到矫味作用，且有显著的升血压功效。现代药理研究已证实甘草为治疗慢性低血压公认的有效单味中药。谢英彪教授在临床运用甘草治疗心律失常、消化性溃疡等疾病时，发现甘草有增高血压的副作用，利用这一"副作用"而与人参叶组成茶剂冲泡，治疗慢性低血压，每获良效。

9. 枳实　枳实为芸香科常绿小乔木植物酸橙或香圆、枸橘等的幼果。枳实为临床常用的理气药，中医认为具有调节气机升降的作用。近代药理研究已证实枳实含有升血压作用的辛费林和 N—甲基酰胺等物质。升压机制与枳

实能兴奋 α 受体，引起血管收缩及加强心肌收缩，增加心输出量，增加冠脉流量有关。

枳壳也有升提血压作用，药力不及枳实。目前临床已制成枳实注射液等针剂而应用于低血压。

10. 麻黄　麻黄为麻黄科多年生草本状小灌木草麻黄、中麻黄或木贼麻黄的干燥茎枝。麻黄为辛温解表药，可发散风寒，为仲景名方"麻黄汤"的主要药物，具有良好的温通心阳、升提血压作用，西医目前在无药治疗慢性低血压的"无米下锅"的情况下，有些医生也用麻黄碱暂时代替治疗，有一定效果。麻黄所含麻黄碱等成分的良好升血压作用已为大量的现代药理所证实。近代药理研究发现，由于麻黄能增强心收缩力和收缩血管，可使血压升高。收缩压的升高比舒张压显著，作用缓慢且持久。因此，西医常将黄碱用于防治腰麻引起的低血压，也可用于慢性低血压。谢教授临床曾用单味麻黄泡茶饮，发现也有一定的升血压作用。

11. 鹿茸　鹿茸为鹿科动物梅花鹿或马鹿等雄鹿头上尚未骨化而带茸毛的幼角。具有补益肾阳，益精养血，强壮筋骨等功效。为一味补火助阳，生精益髓的珍品。现代药理研究发现，鹿茸精对心血管的作用：对衰弱心脏的强心作用特别显著，对节律失常的离体心脏可使节律恢复，且使心脏收缩力加强、加速。对伴低血压的慢性循环障碍，可使脉搏充盈，血压上升，心音有力。临床观察，每日用鹿茸 1 ～ 2g，研成细粉，分 2 次冲服，有明显的升压作用，对肾阳虚弱型慢性低血压尤为合拍。

鹿角胶、鹿角片、鹿角霜也有升血压作用，唯药力稍弱。

12. 淫羊藿　淫羊藿又称仙灵脾，它为小檗多年生草本植物淫羊藿及箭叶淫羊藿等同属其他植物的全草。性味辛温，为临床温肾壮阳的常用药物而广泛用于肾阳虚衰的多种病症。现代药理研究发现，淫羊藿煎膏和苷均能使心室射血前期（PEP）明显缩短，主要是间接等长收缩期（EICT）缩短。使动脉血压下降的同时也引起脉压和收缩压明显增大。从而说明淫羊藿对血压有双向调节作用。

13. **肉桂** 肉桂为樟科常绿乔木植物肉杜的干皮或粗枝皮。干皮去表皮者称为桂心；采自粗枝皮或幼枝干皮者称官桂。肉桂为常用的温里助阳药，具有温肾阳，补命门之火，暖脾胃，补中益气等功效，动物实验发现，给狗静脉注射肉桂水提取液 2g/kg 或其甲醇提取物 1.5g/kg，1～2 分钟即可使狗冠状窦和脑血流明显增加，至 3～5 分钟则使血流稍微降低并使血压下降，至 5 分钟后，血流渐渐增加，血压也随之回升，并使心率稍变缓慢。现肉桂对血压有双向调节作用。临床观察发现，肉桂对肾阳虚弱所致的慢性低血压有效。

桂心、官桂也有升提血压、温补心肾阳气的作用。

三、有关治疗低血压病良方的报道

1. 生脉散加减

【处方组成】麦冬、当归、桂枝各 12g，甘草、阿胶（烊化）各 10g，白参、五味子、白芍、枸杞子各 15g，桑葚、红糖各 30g，大枣 10 枚。

【功效】益气养阴，补肾健脾，温阳通脉。

【主治】原发性低血压。

【组方机制】白参、麦冬、五味子益气养阴生脉；桂枝温阳通脉，振奋阳气；当归、白芍养血和营；甘草益气健脾；阿胶、枸杞子、桑葚补肾滋阴；红糖、大枣健脾生血，温中散寒。

【临床疗效】用生脉散加味治疗低血压 109 例，服药 1 个疗程的 38 例，服药 2 个疗程的 59 例，服药 3 个疗程的 12 例。治愈 78 例，显效 23 例，无效 3 例。总有效率为 95.32%。

【参考文献】王凤桥，等 . 河北中医，1993，（2）：11

2. 升压汤①

【处方组成】白参 8～10g（或党参 30g），黄芪、黄精各 30g，山茱萸 25g，五加皮、当归各 15g，炙甘草 10～30g，制附片 6～9g。

【功效】补肾益气，温阳升压。

【用法】水煎服，每日 1 剂，早、晚分服。

【主治】原发性低血压。

【加减】气血虚弱，舌淡，脉细弱者，重用当归至 20g，加阿胶 10g；气阴两虚，舌红少津，脉细数无力者，去附片，加麦冬 15g，沙参、五味子各 10g；心肾阳虚，舌淡或紫暗，脉沉细无力者，重用制附片至 10g，加肉桂 5g，干姜 6g。

【组方机制】白参、黄芪补益中气，养阴升压；黄精、山茱萸补益肝肾；五加皮祛风除湿，益肾升压；当归养血活血；附片温通络；炙甘草健脾益气。

【临床疗效】曾治 60 例，男 22 例，女 38 例。主治前收缩压在 70~80mmHg者 38 例，81~90mmHg 者 22 例。服药后血压升到 100~105mmHg 者 20 例，106~120mmHg 者 36 例，2 例由 70mmHg 升到 90mmHg，2 例无效。

【参考文献】李志峰. 浙江中医杂志，1982，17（11，12）：505

3. 炙甘草汤

【处方组成】炙甘草 15g，党参 20g，川桂枝 9g，生地黄 18g，麦冬 10g，川厚朴 8g，炙麻黄 3g，生姜 6g，大枣 10 枚，阿胶 10g（烊化）。

【功效】益气养阴，温阳生血。

【用法】水煎服，每日 1 剂，早、晚分服。

【主治】低血压。

【组方机制】党参、炙甘草健脾益气，以利气血生化之源；川桂枝温阳通脉；生地黄、麦冬滋养心阴；东阿胶补肾生血；川厚朴宽中行气；炙麻黄解表散寒；生姜、大枣调和营卫。

【临床疗效】显效 38 例，有效 12 例，平均治疗日期为 15.8 天。

【参考文献】陈亚军. 四川中医，1995，（7）：20

4. 补中益气汤加味

【处方组成】炙黄芪 15g，白参（另煎）3g，当归 10g，炙甘草 3g，白术

12g，橘皮 8g，炙麻黄 5g，细辛 3g，枳壳 6g。

【功效】补气生血，疏肝温阳。

【用法】每日 1 剂，水煎服。

【主治】低血压。

【加减】气虚重用黄芪 30g；阳虚加桂枝 10g，补骨脂 15g，或鹿角粉 3g（吞服）；偏寒加肉桂 6g，干姜 10g；血虚加熟地黄 10g，阿胶 15g（烊化），紫河车粉 8g（吞服）；阴虚加桑葚子或枸杞子各 12g；痰多加半夏 12g。

【组方机制】黄芪、当归补气生血；炙甘草、人参健脾益气；橘皮疏肝解郁；炙麻黄辛温解表；枳实宽中行气；细辛温阳通络，散寒止痛。

【临床疗效】本组 36 例，治愈 31 例，好转 5 例。

【参考文献】张翠英 . 陕西中医函授，1983（3）：16

5. 参芪麦冬汤

【处方组成】党参、生黄芪各 15g，麦冬、五味子、桂枝、当归各 10g，炒白芍 12g，炙甘草 6g，大枣 4 枚。

【功效】补气生血，养阴生脉，健脾温阳。

【用法】每日 1 剂，水煎，早、晚空腹服，10 剂为 1 个疗程。

【主治】慢性低血压。

【加减】气血虚甚者当归、生黄芪用量加倍；气阴两虚者党参易太子参 15g，加枸杞子 15g；脾肾阳虚者加制附片 30g。

【组方机制】生黄芪、当归补气生血；党参、麦冬、五味子益气养阴生脉；桂枝温阳通脉；当归、白芍养血和营；炙甘草健脾益气，以利生化之源；大枣和中养血。

【临床疗效】治疗 44 例，显效（血压升至 120/80mmHg 以上）29 例，有效（血压升至 90/60mmHg 以上）14 例，无效 1 例。

【参考文献】王思曾 . 中医药研究，1991（2）：44

6. 六味地黄丸合生脉散加味

【处方组成】熟地黄、山药各 24g，牡丹皮、泽泻、茯苓、麦冬、五味子各 10g，山茱萸、黄芪各 15g，人参 6g（或党参 12g）。

【功效】补益肝肾，益气生脉。

【用法】每日 1 剂，水煎至 400ml，分 3 次服。

【主治】慢性低血压。

【加减】气虚者，黄芪用至 20 ~ 30g；气阴两虚，人参易太子参 20g；血虚加当归；头晕甚者，加菊花，酌加桑叶；阴虚火旺，加黄柏、知母；夹湿邪重用茯苓；腰膝酸痛，畏寒肢冷，加附子、肉桂适量。

【组方机制】方中用熟地黄、山茱萸、山药补益肝；牡丹皮、泽泻、茯苓活血利水；黄芪补益中气，固表生血；人参、麦冬、五味子益气养阴生脉。

【临床疗效】治疗 31 例中，显效（血压恢复到 120/80mmHg 以上）21 例；有效（血压 90/60mmHg 以上）10 例。服药 8 ~ 20 剂。

【参考文献】王兆奎 . 江苏中医杂志，1985，6（12）：7

7. 生脉散

【处方组成】人参 10g 或党参 30g，麦冬 15g，五味子 6g。

【功效】益气养阴。

【用法】水煎服，每日 1 剂，早、晚分服。

【主治】慢性低血压。

【加减】偏于气虚者加黄芪；偏于阴虚者加女贞子、墨旱莲、何首乌；伴有心悸怔忡者加酸枣仁、柏子仁；属虚劳诸不足与黄芪建中汤合方。

【临床疗效】治疗 13 例，有效 11 例，无效 2 例。

【参考文献】马培训 . 云南中医杂志，1981（3）：53

8. 二桂汤

【处方组成】甘草 15g，桂枝 30g，肉桂 30g。

【功效】温阳通脉，健脾益气。

【用法】上药混合，水煎当茶频频饮服，一般服 3 天血压即可升高，少者 2 天血压即恢复正常。

【主治】慢性低血压。

【临床疗效】临床疗效满意。

【参考文献】宋孟斋．河北中医：1985（3）：35

9. 附精草汤

【处方组成】熟附子 10g，黄精 15g，炙甘草 10g。

【功效】补肾温阳，益气升压。

【用法】每日 1 剂，水煎服，7 ~ 15 剂为 1 个疗程。

【主治】低血压综合征。

【参考文献】章一松，北京中医，1985（3）：63

10. 升压汤②

【处方组成】黄芪 30g，党参 30g，五味子 20g，麦冬 10g，北柴胡 3g。

【功效】益气升阳，养血安神。

【用法】水煎服，每日 1 剂。

【主治】慢性低血压。

【加减】心悸汗出、形寒肢冷者，加桂枝 10g，龙骨 15g，甘草 6g；头晕目眩，心烦耳鸣，腰膝酸软，失眠多梦者，加生地黄 10g，玄参 10g，黄连 3g；面色无华、神疲乏力者，加熟地 15g，当归 15g。

【组方机制】本方是以生脉散为基础的加味复方。方中生脉散（党参、麦冬、五味子）是著名的益气养阴、强心安神方剂，以振奋心阳为主药；辅以黄芪，性味甘微温，补气升阳、固表止汗，以助主药补气生血、鼓励血脉运行之力；佐以北柴胡，性味苦平，以疏肝解郁，升举阳气。诸药配伍，共奏补益心阳、升阳举陷、养血安神之功效。

【临床疗效】李以松用升压汤治疗低血压症 34 例，经 1 个疗程（15 天）治疗，痊愈 31 例（肱动脉血压在 90/60mmHg 以上，临床症状消失）；好转 2

例［肱动脉血压波动在（80 ～ 100）/（40 ～ 70）mmHg］之间，临床症状消失；无效 1 例（症状及体征均无改善）。总有效率为 97%。

【参考文献】李以松. 福建中医药，1984（5）：24

11. 参归玉竹汤

【处方组成】当归、党参各 15g，白芍、玉竹、枳壳各 12g，黄芪 20g，桂枝、陈皮、生姜各 6g，炙甘草 10g，大枣 10 枚。

【功效】益气生血，养阴通络。

【用法】每日 1 剂，水煎，分 3 次服。

【主治】慢性低血压。

【加减】气阴两虚较重加北条参、太子参各 15g；腰腿酸痛肢冷加川续断 10g，肉桂 3g；失眠、记忆力减退加首乌藤 12g，龙眼肉 15g。

【临床疗效】治疗 8 例，疗效满意。

【参考文献】任克忠. 四川中医，1991，9（11）：20

12. 参芪双桂汤

【处方组成】潞党参、黄芪各 30g，肉桂 30g，桂枝、五味子、麦冬、炙甘草各 10g，炙麻黄 6g。

【功效】益气养阴，温阳升压。

【用法】每日 1 剂，水煎服，服药后卧床半小时，10 剂为 1 个疗程。

【主治】原发性低血压。

【组方机制】潞党参、麦冬、五味子益气养阴生脉；桂枝、肉桂温阳通络；黄芪补益中气；炙麻黄解表升压；炙甘草健脾益气，以利生化之源。

【临床疗效】治疗 60 例中，治愈 12 例（20%），显效 38 例，有效 10 例。

【注意事项】阳盛或其他疾病继发者慎用。

【参考文献】杨定. 江苏中医，199415（9）：10

13. 黄芪桂枝麦冬汤

【处方组成】生黄芪、桂枝、当归、麦冬、五味子各 10g，党参 15g，白芍、炒白术各 12g，升麻、炙甘草各 6g，大枣 4 枚。

【功效】益气养阴，温阳升压。

【用法】每日 1 剂，水煎服，10 日为 1 个疗程。

【主治】原发性低血压。

【加减】气阴两虚加枸杞子、熟地黄；气血两虚重用黄芪、当归，加桑葚子；脾肾阳虚加制附片；阴虚火旺加地骨皮、生龙骨、生牡蛎。

【组方机制】党参、麦冬、五味子益气养阴；生黄芪、当归补气生血；桂枝温阳通脉；白芍养阴柔肝；炒白术、炙甘草健脾益气；升麻降浊升压；大枣养血和营。

【临床疗效】治疗 38 例，显效 27 例，有效 9 例，无效 2 例。

【参考文献】尹福义. 广西中医药，1994，17（1）：5，8

14. 当归建中汤

【处方组成】桂枝 6g，白芍 12g，当归 12g，炙甘草 10g，生姜 10g，大枣 4 枚。

【功效】温中补虚，调补营血。

【用法】水煎服，每日 1 剂。

【主治】原发性低血压。

【加减】心悸气短、动则喘促、虚汗不止、心气虚者，加党参 12g，黄芪 20g；虚烦不眠，惊惕不安，心中灼热，舌尖干赤，气阴两虚者，加北沙参 15g，太子参 15g，玉竹 10g；腰酸腿软、四肢冷痛者，加川续断 10g，肉桂 3g；失眠头昏、记忆力减退者，加首乌藤 12g，龙眼肉 15g；胸中烦热，虚烦不眠、痰热上扰者，加陈皮 6g，枳实 10g。

【组方机制】白芍、当归调补营血；桂枝、大枣温中补虚；炙甘草健脾益气；生姜温阳利水。

【临床疗效】马陈锐等用当归建中汤加减治疗原发性低血压 43 例，经治疗，显效（血压恢复至 120/80mmHg 以上，临床症状基本消失）31 例，有效（血压恢复到 90/60mmHg 以上，临床症状明显减轻）11 例，无效 1 例（该患者仅服药 3 剂，血压未见上升，未再复诊），总有效率为 97.7%。本组病例血压恢复到正常时间为 8.7 天。

【说明】本方是以小建中汤为基本方化裁的复方，是治疗虚羸不足的著名方剂。溯其源乃出自汉代张仲景《伤寒论》："伤寒二三日，心中悸而烦者，小建中汤主之。"这是所说的悸而烦是指中气不足，不得温煦，乃致气阴两虚、营卫不足之证。本方能温中补虚，唐代孙思邈于方中加用当归，组成当归建中汤，意在温中补虚，调补营血。而张仲景于方中加用黄芪，组成黄芪建中汤，意在调补营卫时侧重于增强补虚益气的作用。

【参考文献】马陈锐，等．中医杂志，1988，29（3）：68

15. 升压汤③

【处方组成】黄芪、党参各 30g，五味子 20g，麦冬 10g，柴胡 3g。

【功效】益气，养阴，升压。

【用法】水煎服，每日 1 剂，15 日为 1 个疗程。

【主治】原发性低血压。

【组方机制】党参、麦冬、五味子益气养阴；黄芪补气升提，有升压之功；北柴胡疏肝理气，升举阳气。

【临床疗效】本组 34 例，服药 1 个疗程后痊愈 31 例，好转 2 例，无效 1 例。

【参考文献】李以松．福建中医药，1984，15（5）：34

16. 加味补中益气汤

【处方组成】黄芪 30g，党参 20g，当归 15g，白术 10g，陈皮 6g，升麻 6g，柴胡 6g，桂枝 6g，甘草 6g，鸡血藤 15g。

【功效】补益中气。治疗原发性低血压中气不足，气虚下陷，颅脑失养，头晕头痛，精神疲乏，四肢无力，食欲缺乏，面色萎黄，脉细无力。

【用法】水煎服，每日 1 剂。

【主治】原发性低血压。

【临床疗效】用上方治疗原发性低血压患者 22 例，痊愈 16 例，好转 6 例。

其中有 5 例合并肢导联低电压，4 例恢复正常，1 例显效。

【参考文献】朱国成福建中医药，1982，（6）：38

17. 回阳升陷汤

【处方组成】黄芪 24g，当归 12g，桂枝 10g，干姜 10g，甘草 20g。

【功效】益气养血，回阳升陷。治疗低血压，气血虚弱日久，中虚下陷，阳衰多寒，面色苍白，精神不振，眩晕，气短，舌质淡，脉沉细无力。

【用法】每日 1 剂，水煎，分 2 次服。10 剂为 1 个疗程。

【临床疗效】用上方治疗低血压患者 28 例，大部分病程在 3 年以上，经服药 1 个疗程后收缩压均从 70 ~ 90mmHg 上升到 100 ~ 120mmHg，舒张压均从 40 ~ 60mmHg 上升到 70 ~ 90mmHg。24 例症状消失，4 例症状明显减轻。

【参考文献】周龙四川中医，1984，（4）：64

18. 参精桂枣草汤

【处方组成】党参 15g，黄精 12g，肉桂 10g，大枣 10 枚，甘草 6g。

【功效】固脱生津，大补元气。治疗低血压元气欲脱，面色苍白。

【用法】水煎服。

【主治】益气血，健脾胃。治疗低血压脾胃虚弱，气血亏损者。

【参考文献】潘祥生广西中医药，1985，（5）：25

19. 二桂草味汤

【处方组成】肉桂 15g，桂枝 15g，甘草 15g，五味子 25g。

【功效】温脾益肾，滋补气血。治疗低血压脾肾阳虚者。

【用法】每日 1 剂，水煎，分 2 次服。

【参考文献】刘永会黑龙江医药，1979，（2）：28

20. 自拟升压汤

【处方组成】白参（另煎，兑服）10g，麦冬 15g，五味子 10g，麻黄 3g，枳实 15g，补骨脂 15g，生地黄 20g，制附子 5g，黄芪 30g，黄精 30g，大枣 10 枚。

【功效】益气滋阴，温补脾胃。

【主治】原发性低血压，对脾胃气虚型低血压尤为适宜。

【用法】每日1剂，水煎服，10天为1个疗程，可连服3个疗程。

【加减】神疲懒言，饮食减少者加白术、神曲、八月札；形寒肢冷，便溏者加肉桂、干姜、儿茶；心悸失眠者加茯神、炒枣仁、炙远志；面色无华，唇、指苍白者加当归、熟地黄。

【临床疗效】痊愈，头晕等症状减轻，随访1年以上未再复发，身体状况逐步好转，血压上升至正常范围；且较少回落；有效：血压有所上升，头晕大减，一般情况良好；无效：头晕稍有减轻，但血压上升不明显。

【临床疗效】60例中痊愈31例，好转26例，无效3例，总有效率为95%。

【参考文献】李森国医论坛，2001，16（5）：30

21. 补中益气汤加减方

【处方组成】炙黄芪15g，白参（另煎）3g，炙甘草5g，橘皮6g，当归10g，炙麻黄10g，细辛3g，枳壳10g。

【功效】补中益气，升提血压。

【主治】原发性低血压，对中气下陷型低血压尤为适宜。

【用法】每日1剂，水煎服。

【加减】气虚甚者重用黄芪25～30g；阳虚加桂枝、补骨脂或鹿角粉（吞服）；偏寒加肉桂、干姜；血虚加熟地黄、阿胶（烊化）、紫河东粉（吞服）；阴虚加桑葚或枸杞子；痰多加半夏；食少加焦神曲、焦麦芽、焦山楂。

【参考文献】张翠英.陕西中医函授，1993，（3）：16

22. 归芪建中汤加减

【处方组成】当归10g，党参15g，白芍10g，玉竹10g，枳壳10g，黄芪15g，桂枝10g，陈皮6g，生姜5片，炙甘草5g，大枣6枚。

【功效】补气养血升压。

【主治】原发性慢性低血压。

【用法】每日 1 剂，水煎服。

【加减】气阴两虚较重，舌红少苔者加北条参、太子参；腰腿酸痛、肢冷者加川续断、肉桂；失眠、记忆力减退者加首乌藤、龙眼肉。

【参考文献】任克忠，四川中医，1991；（11）：20

23. 益肾升阳汤

【处方组成】枸杞子 10g，熟地黄 15g，山茱萸 10g，鹿角霜 10g，怀山药 15g，女贞子 10g，制何首乌 15g，黄芪 15g，菟丝子 15g，升麻 10g。

【功效】温补肾元。

【主治】肾阳虚弱引起血压下降，头晕耳鸣，腰膝酸软，健忘多梦，视物昏花，神疲乏力，目眩发黑，夜尿频，舌质淡，脉沉细。

【用法】每日 1 剂，水煎服。

【加减】气虚明显加党参、白术；白虚明显加黄精、白芍；阴虚明显加熟附子。

【临床疗效】治疗本病 180 例，显效 98 例，有效 70 例，无效 12 例，总有效率 93.3%。

【参考文献】陈元和．实用中医药杂志，1999，15（7）：8

24. 健脾温肾颗粒

【处方组成】生晒参 3g（另煎），鹿角片 6g，淡附片 5g（生煎），熟地黄 15g，当归 10g，玉竹 15g，炒白术 10g，五味子 6g，枳壳 10 在，升麻 10g。

【功效】健脾温肾升压。

【主治】脾肾阳虚型慢性低血压，见头晕，面色萎黄或虚浮，畏寒手足不温，腰腿酸软，食少便溏，多寐，舌质淡胖或淡嫩，苔薄白，脉沉细。

【用法】第日 1 剂，水煎服。

【临床疗效】治疗本病 120 例，服药 2～4 周后，收缩压及舒张压均值与服药前比较，均有明显升压作用（$P < 0.01$）。

【参考文献】余良甫等中国中医药科技，1998，5（6）：375

25. 张氏升压汤

【处方组成】人参 3g（研粉吞服），当归 10g，黄芪 15g，制何首乌 15g，鹿角胶 10g（烊化），茯苓 10g，制附子 5g，炙甘草 5g。

【功效】温补脾肾，升提血压。

【主治】脾肾阳虚引起的慢性低血压。

【用法】每日 1 剂，水煎服。

【临床疗效】治疗本病 320 例，痊愈 118 例（占 36.9%）；显效 128 例（占 40%）；有效 64 例（占 20%）；无效 10 例（占 3.1%）。总有效率 96.9%，治疗后收缩压与舒张压均值较治疗前明显升高（$P<0.01$）。

【参考文献】张志发. 山东中医药杂志，1998，17（1）：15

26. 桂枝桂心茶

【处方组成】桂枝 10g，桂心 3g，炙甘草 3g。

【功效】温补心阳，升提血压。

【主治】心阳不振引起的慢性低血压。

【用法】每日 1 剂，用沸水冲泡，加杯盖闷 5 分钟，频频饮用，可连续冲泡 3 ~ 5 次。

【临床疗效】治疗本病 48 例，临床症状基本消失，血压稳定，在正常范围者 44 例，无效 4 例，总有效率 91.7%。

【参考文献】王兴国. 山东中医杂志，1986，（1）：33

27. 桂枝附子茶

【处方组成】桂枝 10g，制附子 5g，炙甘草 3g。

【功效】温补心肾，升提血压。

【主治】心肾阳虚引起的慢性低血压。

【用法】每日 1 剂，用沸水冲泡，加杯盖闷 5 分钟，频频饮用，可连续冲泡 3 ~ 5 次。

【临床疗效】治疗本病 38 例，一般服药 4 ~ 10 剂，最多 12 剂，平均血压由治疗前 80mmHg 升到 106mmHg。

【参考文献】周龙. 四川中医, 1984, (4): 64

28. 四君升压汤

【处方组成】生黄芪 20g, 知母 10g, 桂枝 10g, 白术 10g, 茯苓 10g, 炙甘草 6g, 升麻 10g, 党参 30g, 柴胡 10g。

【功效】益气补中升提。

【主治】慢性低血压。

【用法】每日 1 剂, 水煎服。15 天为 1 个疗程。

【加减】阳虚加附子、淫羊藿、黄精、肉桂; 阴虚加生地黄、白芍、五味子、麦冬; 气虚偏重将党参换人参, 并重用之; 血虚偏重加熟地黄、阿胶; 失眠明显加酸枣仁、首乌藤; 头痛眩晕重加菊花、钩藤; 心悸重者加珍珠母、柏子仁; 精神萎靡者加远志、石菖蒲; 心火上炎、烦躁不安者黄连、栀子。一般治疗 1 ~ 4 个疗程。

【临床疗效】经过 2 个疗程治疗后, 痊愈 86 例, 显效 28 例, 有效 10 例, 无效 2 例, 总有效率达 98.4%。

【参考文献】陈娟. 现代中医药, 2002, (5): 37

29. 复脉升压汤

【处方组成】党参 20g, 黄芪 30g, 黄精 15g, 白术 12g, 山药 15g, 当归 15g, 生地黄 20g, 补骨脂 15g, 麻黄 4g, 炙甘草 10g。

【功效】益气养血, 复脉升压。

【主治】慢性低血压。

【用法】每日 1 剂, 水煎服, 连服半月为 1 个疗程, 连服 2 ~ 3 个疗程。

【加减】心悸失眠者加茯神、酸枣仁、炙远志; 形寒肢冷便溏者加制附子、干姜; 神疲懒言、食少者加陈皮、升麻、山楂、神曲、炒二芽 (谷芽、麦芽); 面色无华、唇甲苍白者加鸡血藤、阿胶。

【组方机制】党参、黄芪大补元气, 气足则可生血; 生地黄、黄精、麦冬益阴充脉; 补骨脂扶阳补肾; 白术、山药、炙甘草健运中土, 脾运则健。脾运则健气血生化有源; 黄芪配当归益气补血; 麻黄据现代药理研究具有升血压作用。本方标本兼顾，相得益彰。

【临床疗效】显效 24 例，占 42.9%；有效 27 例，占 48.2%；无效 5 例，占 8.9%。总有效率 91%。

【参考文献】侯建时 . 实用中西医结合临床，2003，3（1）：36

30. 黄精升压汤

【处方组成】黄精 30g，党参 15g，炮附子 10g（先煎），炙甘草 5g。

【功效】益气养阴，回阳升压。

【主治】慢性低血压。

【用法】每日 1 剂，水煎服。

【加减】血虚加熟地黄、当归；阴虚加麦冬、龟甲板；失眠加制何首乌、炒枣仁。

【临床疗效】临床治愈 43 例，占 64.18%；有效 21 例，占 31.34%；无效 3 例，占 4.48%。舒张压平均上升 20mmHg，收缩压平均上升 18mmHg，收缩压与舒张压治疗前后对比，$P < 0.001$。

【参考文献】郑毅男 . 中国药物化学杂志，1997，7（3）：217

31. 理气升压汤

【处方组成】炙黄芪 20g，红参 3g（研粉吞服），枳实 15g，青皮 10g，五味子 10g，当归 10g，龙眼肉 15g，白术 10g，升麻 10g，柴胡 10g。

【功效】补气升压，理气升提。

【主治】慢性低血压。

用法】每日 1 剂，水煎服，1 周为 1 个疗程。

【临床疗效】治疗 59 例中，痊愈 42 例，显效 10 例，好转 2 例，无效 5 例，总有效率 91.5%。

【参考文献】陈玉苑 . 湖南中医杂志，1996，12（3）：34

32. 杨氏升陷汤

【处方组成】黄芪 24 ～ 30g，知母 12g，升麻 5g，柴胡 5g，桔梗 5g，党参 15g，山茱萸 15g，熟地黄 60 ~ 90g，炙甘草 18 ~ 36g。

【功效】大补元气，升陷升压。

【主治】慢性原发性低血压。

【用法】每日 1 剂，水煎服，1 个月为 1 个疗程。

【临床疗效】治疗半年后显效 20 例，有效 8 例，无效 2 例，总有效率 93.33%。收缩压与舒张压治疗前、后对比均有非常显著差别（$P < 0.01$）。

【参考文献】杨岩志. 新中医，1997，（9）：21

33. 余氏升压汤

【处方组成】党参 30g，或红参 5g（另煎），鹿肉片 5g（先煎），附片 6g（先煎），炒白术 10g，熟地黄 10g，升麻 5g。

【功效】补益脾肾，温阳升压。

【主治】慢性低血压。

【用法】每日 1 剂，水煎服，7 天为 1 个疗程。

【临床疗效】观察 2 个疗程，经治 45 例，痊愈 12 例，显效 19 例，好转 11 例，无效 3 例，总有效率 93.3%。治疗前后比较收缩压和舒张压均有明显差别（$P<0.01$）。

【参考文献】余运甫. 浙江中医学院学报，1996，20（5）：27

四、治疗低血压的中成药治疗

经笔者临床观察，以下中成药虽不是专门治疗低血压的中成药，但对慢性低血压有一定疗效，可选择应用。

1. 归脾丸　宋代严用和《济世方》归脾汤方加味。《中国药典》（2000 年版）收载，为国家基本药物。

【药物组成】党参、白术、黄芪、甘草、茯苓等。

【剂型规格】大蜜丸，每丸重 9g；小蜜丸，每瓶 125g。

【功能】益气健脾，养血安神。

【主治】心脾两虚之气短心悸，失眠多梦，头昏头晕，肢倦乏力，食欲缺乏，崩漏便血；又治营血不足之眩晕健忘，怔忡易惊，面色萎黄和脾虚不能统血所致的各种出血症。本成药适用于气血两虚型慢性低血压。

【用法用量】口服，大蜜丸每次1丸，每日3次，用温开水或生姜汤送服。

【禁忌】有痰湿、瘀血、外邪者不宜用。

2. **十全大补丸（酒、口服液、膏、糖浆、片）**　宋代《太平惠民和剂局方》方。《中国药典》（2000年版）及《卫生部药品标准·中药成方制剂》第三册、第四册收载，为国家基本药物。

【药物组成】人参、炒白术、炙甘草、茯苓、当归、白芍、熟地黄、黄芪、肉桂、川芎。

【剂型规格】大蜜丸，每丸重9g。酒剂，每瓶250ml，500ml。

【功能】养气育神，醒脾健胃，温暖命门，养血调经，温补气血。

【主治】气血两虚，面色苍白，气短心悸，食欲缺乏，贫血。

【用法用量】口服，水蜜丸，每次6g；大蜜丸，每次1丸，每日2～3次。

【禁忌】内有实热及阴虚火旺，咳嗽失血者禁用。本品为纯补之剂，凡病邪未尽者不宜用。

【不良反应】有报道，用本品防治癌症化疗药不良反应时，发现少数患者出现软便，停药后消失。

【临床应用】用于抗癌辅助治疗，减轻放化疗不良反应，治疗梅尼埃综合征，防治术后低蛋白血症、席汉综合征及贫血、白细胞减少症等。本成药适用于气血两虚型慢性低血压。

3. **人参补膏**　《卫生部药品标准·中药成方制剂》第十五册收载，为国家基本药物。

【药物组成】红参、熟地黄、白术、茯苓、当归、枸杞子、制何首乌。

【剂型规格】膏剂，每瓶450g。

【功能】补养气血，健脾补肾。

【主治】虚劳之证。

【用法用量】口服，每次 10g，每日 2 次，温开水送服。

【禁忌】感冒、温热病初起邪实热盛者忌用。

【临床应用】本品主要用于治疗气血两虚、阴阳失调之各种贫血、低血压、功能性子宫出血、白血病、各种肿瘤化疗及术后等。本成药适用于气血两虚型慢性低血压。

4. 人参养荣丸　宋代《太平惠民和剂局方》方。《中国药典》（2000 年版）收载，为国家基本药物。

【药物组成】人参、白术、茯苓、甘草、当归、熟地黄、白芍、黄芪、陈皮、远志、肉桂。

【剂型规格】大蜜丸，每丸重 9g。

【功能】温补气血，健脾安神。

【主治】用于心脾不足、气血两亏、五脏失养之形瘦神疲、食少便溏、病后虚弱、惊悸健忘、精神不振。本成药适用于气血两虚型慢性低血压。

【用法用量】口服，每次 1 丸，每日 2 次，温开水或姜枣汤冲服。

【禁忌】心火亢盛，灼伤阴液所致的心悸失眠等忌用，风寒、风热感冒及消化不良、烦躁不安等症不宜服用。

5. 山东阿胶膏　涂氏"怀德堂"五世传人涂世泽秘方。《卫生部药品标准·中药成方制剂》第十八册收载，为国家基本药物。

【药物组成】阿胶、党参、黄芪等。

【剂型规格】膏剂，每瓶装 80g，200g，400g。

【功能】养血止血，补虚润燥。

【主治】气血不足之虚劳咳嗽，肢体酸痛，肺痿吐血，妇女崩漏，胎动不安。本成药适用于气血两虚型慢性低血压。

【用法用量】膏剂，开水冲服，每次 20g，每日 3 次。

6. **芪枣颗粒** 《卫生部药品标准·中药成方制剂》第五册收载,为国家基本药物。

【药物组成】黄芪、大枣、茯苓、鸡血藤等。

【剂型规格】颗粒,每袋重 15g。

【功能】益气补血,健脾和胃。

【主治】白细胞减少症及病后体虚、脏腑亏损所致的免疫能力下降等。本成药适用于气血两虚型慢性低血压。

【用法用量】口服,成年人每次 15～30g,每日 3 次,开水冲服,小儿酌减。

7. **复方阿胶浆** 明代《景岳全书》两仪膏加味方。《卫生部药品标准·中药成方制剂》第十三册（胶囊、颗粒）、第十六册（糖浆剂）收载,为国家基本药物。

【药物组成】阿胶、熟地黄、人参、党参、山楂、蔗糖。

【剂型规格】糖浆剂,每瓶 20ml,200ml,250ml;胶囊剂,每粒装 0.45g;颗粒剂,每袋装 4g。

【功能】补血滋阴,益气养荣,填精生髓。

【主治】虚劳,惊悸,怔忡,不寐,健忘,眩晕,贫血等。本成药适用于气血两虚型慢性低血压。

【用法用量】口服,糖浆剂,每次 20ml;胶囊剂,每次 6 粒;颗粒剂,每次 4g;每日 3 次,儿童酌减。

【禁忌】糖尿病及温病发热者慎用。

8. **黄芪注射液（口服液）** 《卫生部药品标准·中药成方制剂》第十七册收载,为国家基本药物。

【药物组成】黄芪。

【剂型规格】注射剂,10ml×6 支 / 盒（每支相当原生药 20g）

【功能】补益脾胃,益气升阳,固表止汗,利尿生肌。

【主治】气虚血亏,表虚自汗,四肢乏力,久病衰弱,脾胃不壮者。病毒性心肌炎、冠心病、肝炎等症。本成药适用于气血两虚型及中气不足型慢性低血压。

【用法用量】肌内注射，每次 2ml，每日 2 次。静脉滴注，每次 10 ~ 20ml，每日 1 次。

【禁忌】无气虚之实证、有热象者忌用。

9. 补中益气丸（口服液） 金元时代李杲《脾胃论》方。《中国药典》（2000 年版）收载，为国家基本药物。

【药物组成】黄芪、党参、甘草、白术、当归，升麻、柴胡、陈皮。

【剂型规格】水丸，每瓶 60g；口服液，每支 10ml。

【功能】补中益气，升阳举陷。

【主治】脾胃虚弱，中气下陷，体倦乏力，食少腹胀，久泻，脱肛，子宫脱垂等。本成药适用于气血两虚型及中气不足型慢性低血压。

【用法用量】口取，水丸，每次 6g，每日 2 ~ 3 次；口服液，每次 10ml，每日 2 ~ 3 次。

【禁忌】凡阴虚发热、阳气欲脱、实热证者不宜应用。

10. 补气升提片 为国家基本药物。

【药物组成】人参芦、党参、黄芪、白术、广升麻、阿胶、甘草。

【剂型规格】片剂，每瓶 90 片。

【功能】益气升阳。

【主治】中气不足，气虚下陷之胃下垂、久泻不止等。本成药适用于气血两虚型及中气不足型慢性低血压。

【用法用量】口服，每次 5 片，每日 3 次，老年人、儿童酌减。

11. 刺五加片（注射液、浸膏、胶囊） 研制方。《中国药典》（2000 年版）收载，为国家基本药物。

【药物组成】刺五加。

【剂型规格】片剂，每片 0.15g，每瓶 100 片。

【功能】益气养心，补肾安神。

【主治】心肾阳虚之体虚乏力、食欲缺乏、腰膝酸痛、失眠多梦等症。本成药适用于心肾阳虚型慢性低血压。

【用法用量】片剂，每次 5 ~ 8 片，每日 3 次。浸膏剂：每次 0.3 ~ 0.45g，每日 3 次。胶囊：每次 0.5 ~ 0.75g，每日 3 次。注射剂：每支 20ml，每日 20 ~ 40ml，加入葡萄糖输液中静脉滴注。

【禁忌】凡阴虚内热者不宜服用。

12. 生脉饮（注射液、胶囊） 金代李杲《内外伤辨惑论》"生脉饮"方《中国药典》（2000 年版）收载，为国家基本药物。

【药物组成】人参、麦冬、五味子。

【剂型规格】口服液，每支 10ml；注射液，每支 2ml；胶囊剂，每粒 0.3g。

【功能】益气复脉，养阴生津。

【主治】气血两亏，心悸气短，脉微虚汗。本成药适用于气阴两虚型慢性低血压。

【用法用量】口服液，口服，每次 10ml，每日 3 次；注射液，肌内注射每次 2 ~ 4ml，静脉注射，每次 10 ~ 20ml，加入葡萄糖注射液中缓慢静脉注射，必要时每日静脉滴注总量可达 40 ~ 80ml；胶囊，口服，每次 3 粒，每日 3 次。

【禁忌】暑热、咳而尚有表证未解者禁用。

13. 黄芪生脉饮 金代《内外伤辨惑论》方。《卫生部药品标准·中药成方制剂》第十六册收载，为国家基本药物。

【药物组成】黄芪、党参、麦冬、五味子。

【剂型规格】口服液，每支 10ml。

【功能】益气养阴，强心补肺。

【主治】心悸气短，自汗盗汗，神疲无力，舌淡有齿痕，脉结代。本成药适用于气阴两虚型慢性低血压。

【用法用量】口服。成年人每次 10ml，每日 3 次，小儿酌减，或遵医嘱。

14. 参麦注射液 明代《千金要方》方。《卫生部药品标·中药成方制剂》

第十八册收载，为国家基本药物。

【药物组成】人参、麦冬。

【剂型规格】注射液。

【功能】益气生津，止渴固脱。

【主治】气虚、津亏所致的眩晕，自汗，心悸，口渴，脉微等厥证、虚证。本成药适用于气阴两虚型慢性低血压。

【用法用量】肌内注射，成年人，每次 2 ~ 4ml，每日 2 次。静脉滴注，每次 5 ~ 10ml，加入 5% 葡萄糖注射液 250ml 中静脉滴注。小儿酌减。

【禁忌】阴盛阳衰者不宜用。

15. 杞菊地黄丸（口服液）　《中国药典》（2000 年版）收载，为国家基本药物。

【药物组成】枸杞子、菊花、熟地黄、山茱萸、牡丹皮、山药、泽泻、茯苓。

【剂型规格】大蜜丸，每丸重 9g；水蜜丸，每瓶 60g；口服液，每支 10ml。

【功能】滋肾养肝。

【主治】肝肾阴亏之眩晕耳鸣，畏光，迎风流泪，视物昏花，两目干涩；高血压属阴虚阳亢者。本成药适用于肝肾阴虚型慢性低血压。

【用法用量】口服，水蜜丸，每次 6g，每日 2 次；大蜜丸，每次 1 丸，每日 2 次；口服液，每次 10ml，每日 2 ~ 3 次。

【禁忌】忌食酸性及生冷食物。

16. 六味地黄丸（颗粒、胶囊、软胶囊、片、膏、口服液）　宋代《小儿药证直诀》方。《中国药典》（2000 年版）（蜜丸）、《中国药典》1995 年增补本（无糖型颗粒）及《卫生部药品标准·中药成方制剂》第八册（胶囊、片剂）、第十一册（浓缩丸）、第十三册（水丸、煎膏）、第二十册（软胶囊）和《卫生部药品标准·新药转正标准》第九册（无糖型颗粒）、第十一册（口服液）收载，为国家基本药物。

【药物组成】熟地黄、山茱萸、山药、泽泻、茯苓、牡丹皮。

【剂型规格】大蜜丸，每丸重 9g；水蜜丸，小蜜丸；水丸，每袋装 250g 或每瓶装 120g；浓缩丸，每 8 丸相当于原药材 3g；颗粒剂，每袋装 5g；胶囊剂，每粒装 0.3g；软胶囊；片剂；煎膏剂；口服液。

【功能】滋补肝肾。

【主治】肾阴亏损之头晕耳鸣，腰膝酸软，骨蒸潮热，盗汗遗精，消渴，失血失音，舌燥喉痛，虚火牙痛，小便淋沥等。本成药适用于肝肾阴虚型慢性低血压。

【用法用量】口服。水蜜丸，每次 6g；小蜜丸，每次 9g；大蜜丸，每次 1 丸。均每日 2 次。浓缩丸，每次 8 丸，每日 3 次；颗粒剂，每次 5g，每日 2 次；胶囊剂，每次 8 粒，每日 2 次；片剂，每次 8 片，每日 2 次；煎膏剂，每次 10 ～ 15g，每日 2 次。

【禁忌】脾虚食少便溏者慎用；忌食辛辣食品。

17. 左归丸　明代《景岳全书》方。《卫生部药品标准·中药成方制剂》第一册收载，为国家基本药物。

【药物组成】熟地黄、枸杞子、山药、山茱萸、菟丝子、鹿胶、龟胶、川牛膝。

【剂型规格】水丸剂，每 30 粒约重 3g；蜜丸，每丸重 15g。

【功能】滋阴补肾，育阴涵阳。

【主治】肾阴不足之头晕目眩，腰膝酸软，耳鸣耳聋，盗汗遗精，口燥咽干等症。本成药适用于肝肾阴虚型慢性低血压。

【用法用量】口服，水丸，成年人每次 9g，每日 2 ～ 3 次，7 岁小儿服成年人 1/2 量，用白开水或淡盐汤冲服。蜜丸，成年人早、晚空腹各服 1 丸，小儿用量酌减。

【禁忌】脾虚便溏、胃弱痰多者慎用。

18. 七宝美髯丸(冲剂、颗粒、丹、口服液)　明代《邵应节方》、李时珍《本草纲目》方。《中国药典》(2000 年版) 及《卫生部药品标准·中药成方制剂》第一册、第九册收载，为国家基本药物。

【药物组成】何首乌、当归、补骨脂、枸杞子、菟丝子、茯苓、牛膝。

【剂型规格】颗粒，每袋 8g。蜜丸，每丸 9g。口服液，每支 10ml。

【功能】滋补肝肾。

【主治】用于肝肾不足，须发早白，遗精早泄，目眩耳鸣，腰酸背痛。本成药适用于肝肾阴虚型慢性低血压。

【用法用量】口服，颗粒，每次 8g，每日 2 次，开水冲服。丸剂，每次 1 丸，淡盐水或温开水送服。口服液，每次 1 支，每日 2 次。

【禁忌】阴虚阳亢者慎用。

19. 麦味地黄丸（口服液） 宋代钱乙《小儿药证直诀》地黄丸加味方。《中国药典》（2000 年版）收载，为国家基本药物。

【药物组成】麦冬、五味子、熟地黄、山茱萸、牡丹皮、山药、茯苓、泽泻。

【剂型规格】水蜜丸，每 30 粒重 6g。蜜丸，每丸重 9g。口服液，每支 10ml，每盒 10 支。

【功能】滋肾养肺。

【主治】肺肾阴亏之潮热盗汗，咽干咳血，眩晕耳鸣，腰膝酸软，消渴等。本成药适用于肝肾阴虚型慢性低血压。

【用法用量】口服，蜜丸，成年人每次 1 丸，每日 2 次；水蜜丸，每次 6g，每日 2 次；口服液，每次 10ml，每日 2 次。片剂，每次 3～4 片，每日 2 次。

【禁忌】脾虚便溏、消化不良、感冒咳嗽表证未除者忌用。

20. 血宝胶囊 研制方。《卫生部药品标准·中成药方制剂》第八册收载，为国家基本药物。

【药物组成】鹿茸、紫河车、人参、何首乌等。

【剂型规格】胶囊，每粒 0.3g，每瓶 40 粒。

【功能】填精益髓，助阳益气，补血止血，兼有扶正解毒之功。

【主治】血虚疲劳，面色萎黄或苍白无华，头晕眼花，疲乏无力，以及吐血、崩漏、便血等。本成药适用于心肾阳虚型慢性低血压。

【用法用量】胶囊剂，口服，成年人每次 4 ～ 5 粒，每日 3 次，疗程视病种而定，一般 1 个月为 1 个疗程，再生障碍性贫血疗程至少 3 个月，小儿酌减。

21. 鹿胎丸 《卫生部药品标准·中药成方制剂》第八册收载。

【药物组成】鹿胎、鹿肉、紫河车、党参、黄芪等。

【剂型规格】煎膏剂，每瓶 30g 或 60g。

【功能】补肝肾，益精髓，养血，调经祛寒。

【主治】男子阳痿、早泄，女子宫寒不孕、胎动不安、崩漏、带下，小儿五迟、五软诸病。本成药适用于心肾阳虚型慢性低血压。

【用法用量】口服，每次 10g，每日 2 ～ 3 次，儿童用量酌减。

【禁忌】有内热者、阴虚火旺者慎用。

22. 右归丸（饮） 明代《景岳全书》方。《卫生部药品标准·中药成方制剂》第一册收载，为国家基本药物。

【药物组成】熟地黄、川附子、肉桂、山药、山茱萸、菟丝子、鹿角胶、枸杞子、当归、杜仲。

【剂型规格】大蜜丸，每丸重 9g。

【功能】温补肾阳，填充精血。

【主治】气衰神疲，腰膝酸冷，畏寒肢冷，食少便溏，小便自遗，阳痿滑精，脐腹冷痛，水邪泛滥皮肤的水肿症。本成药适用于肝肾阴虚型慢性低血压。

【用法用量】口服。成年人每日 2 ～ 3 次，每次 1 丸，7 岁以下儿童服成年人量的 1/2。

23. 金匮肾气丸 汉 - 张仲景《金匮要略》方。《中国药典》（2000 年版）收载，为国家基本药物。

【药物组成】熟地黄、山药、茯苓、牡丹皮、山茱萸、泽泻、附子、肉桂。

【剂型规格】每丸 9g（含药量约 4.5g）。

【功能】补益肾阳。

【主治】体质不健，虚劳腰痛及消渴小便多，转胞不得溺。本成药适用于心肾阳虚型慢性低血压。

【用法用量】每服 2 丸，日服 2 次，温开水送服。

24. 金水宝胶囊 研制方。《卫生部药品标准·新药转正标准》第十册（片剂）收载，为国家基本药物。

【药物组成】发酵虫草菌粉。

【剂型规格】胶囊剂，每粒装 0.33g；片剂，每片重 0.33g。

【功能】补肾保肺，秘精益气。

【主治】慢性支气管炎、高脂血症、阳痿、早泄，以及月经不调、腰酸腹痛、白带清稀、神疲畏寒属肺肾两虚、精气不足者。本成药适用于心肾阳虚型慢性低血压。

【用法用量】口服，胶囊剂每次 3 粒，片剂每次 3 片，每日 3 次，饭后服用。

25. 龟龄集 清代《集验良方》方。《中国药典》（2000 年版）收载，为国家基本药物。

【药物组成】人参、海马、鹿茸、枸杞子、丁香、穿山甲（代）、雀脑、牛膝、锁阳、熟地黄、补骨脂、菟丝子、杜仲、石燕、肉苁蓉、甘草、天冬、淫羊藿、大青盐、砂仁等。

【剂型规格】胶囊，每粒重 0.3g。

【功能】强身补脑，固肾补气，增进食欲。

【主治】肾亏阳弱，记忆衰退，夜梦精遗，腰酸腿软，气虚咳嗽，五更溏泻，食欲缺乏。本成药适用于心肾阳虚型慢性低血压

【用法用量】口服，胶囊，每次 0.6g，每日 1 次，早饭前 2 小时淡盐水送服；酒剂，每次 15 ~ 30ml，每日 3 ~ 4 次。

【禁忌】孕妇禁用。伤风感冒时停服。

26. 半夏天麻丸 《卫生部药品标准·中药成方制剂》第一册收载，为国

家基本药物。

【药物组成】半夏、天麻、黄芪、人参、白术、苍术、茯苓、泽泻、神曲、麦芽、陈皮、黄柏。

【剂型规格】水泛丸，每袋 12g，200 粒重 6g。

【功能】健脾除湿，化痰息风。

【主治】风痰上扰所致的头痛昏蒙眩晕，胸脘满闷，呕恶痰涎，乏力便溏，舌苔厚腻，脉弦滑。本成药适用于痰湿内蕴型慢性低血压。

【用法用量】口服，成年人每服 6g，每日服 2 次，空腹温开水或姜汤服下。

【禁忌】眩晕、头晕、头痛由肝阳上亢导致者慎用。

第 4 章

慢性低血压病的针灸疗法

针灸疗法对慢性低血压有一定疗效，目前有关的针灸专著及教科书中记载极少，临床研究也比较缺乏。现根据有关针灸治疗慢性低血压的资料与报道介绍如下。

（一）针刺

取穴：百合、风池、曲池、足三里、三阴交、脾俞、肾俞。

配穴：痰湿中阻，加中脘、丰隆、解溪；恶心、呕吐，加内关；阳痿、耳鸣，加灸关元、刺听宫；眼睑下垂，加阳白透鱼腰；晕厥，先强刺人中，不效再刺中冲，并补足三里，灸百会、气海。

操作：以上穴位，头项部穴位应行强刺激，其他部位的穴位则采用中等强度刺激，背俞穴应行提插捻转补法，留针 30 分钟。百会穴可先行灸法，以升清阳，充脑髓，用艾条悬灸，灸至局部有热力顶压感为佳，以上治疗每隔 1 日 1 次，15 次为 1 个疗程。

（二）灸法

取穴：神阙。

方法：隔姜灸或隔盐灸。将细末食盐填于脐孔中，四周畔以湿面，隔住脐盐与孔边缘皮肤，以小枣大艾炷置盐上施灸。每次灸 10 ~ 14 壮，隔日 1 次。20 次为 1 个疗程。亦可局部用艾盒灸，每日 1 次。

（三）穴位注射

取穴：风池、翳明、骨关。

方法：选用 5% ~ 10% 的葡萄糖注射液或维生素 B_{12} 注射液，针刺得气后，抽无回血，每穴注入药液 3 ~ 5ml，隔日治疗 1 次，15 次为 1 个疗程。

（四）耳针

取穴：额、枕、颞、神门、皮质下。

配穴：中气不足，或脾胃湿阻，加脾、胃；肝肾亏损、精髓不充，加肝、肾。

方法：行短促强刺激法，不留针，每日 1 次，10 次为 1 个疗程，两耳交替使用。亦可在耳部作贴压，用单侧穴位，时时按压，至耳红热为度，并至症情缓解，3 ~ 5 天后更换穴位。

（五）梅花针

取穴：脊柱两侧（颈、胸、腰、骶）、乳突部、气管两侧、内关、足三里、三阴交。

方法：采用轻度或中度叩刺，不宜过重刺激，叩至局部微红为度。每日治疗 1 次，10 次为 1 个疗程，每疗程间休息 3 ~ 5 天。

（六）有关针灸治疗低血压的文献资料

1. 针刺百会治疗原发性低血压

治疗方法：患者取坐位，取百会穴，局部常规消毒。采用 75mm 毫针，右手持针，针尖沿皮下骨膜外向前平刺 1.5 寸，不提插，顺时针捻针 6 ~ 10 圈，即将针退出，不留针，干棉球按压针孔以防出血，隔日 1 次，10 次为 1 个疗程。经治疗 1 ~ 2 个疗程，结果：痊愈（症状消失，血压恢复正常）15 例，占 78.9%；好转（症状消失，血压恢复正常，但不稳定）3 例，占 15.8%；无效 1 例，占 5.3%。

资料来源：王宗江，上海针灸杂志，2000，19（1）：47

2. 电针刺激内关、公孙穴治疗原发性低血压

治疗方法：针刺组采用 G6805-1 型电针治疗仪刺激两侧内关、公孙穴，脉冲电流为每秒 2 ～ 5 次的慢波，强度以患者忍受为宜，每次 20 分钟，10 ～ 20 天为 1 个疗程。另设中药对照组，服用八珍汤，每日 1 剂，水煎服，每日 2 次，10 天为 1 个疗程。结果：治疗组 100 例中，痊愈 32 例，占 32.0%；好转 66 例，占 66.0%；无效 2 例，占 2.0%，总有效率 98%。对照组 110 例中，痊愈 21 例，占 19.1%；好转 75 例，占 68.2%；无效 14 例，占 12.7%，总有效率为 87.3%。两组间总有效率比（x^2=8.05，$P<0.01$）。治疗组的痊愈率也明显高于对照组。说明是针内关、公孙穴对原发性低血压治疗效果较好。

资料来源：尹士东，等 . 针灸临床杂志，2000，16（2）：34 ～ 35

3. 耳穴贴压治疗原发性低血压

治疗方法：用耳穴诊断仪选双侧耳部的心、头、兴奋点穴及低血压敏感点，贴王不留行，于每日 3 餐后和晚上睡前各按摩 1 次，每次贴 5 ～ 7 天，2 ～ 4 次为 1 个疗程，其间停用一次药物，每次换药均复查血压，并记录。

郭氏治疗 150 例中，男 60 例，女 90 例。治愈 135 例，显效 8 例，好转 4 例，无效 3 例，总有效率 98%。此研究还设立耳穴和中药（八珍汤，每日 1 剂，水煎，日服 2 次，10 天为 1 个疗程）对照组，每组各盲选 50 例，经治 10 天后作疗效对比，其结果经统计学处理，$P<0.01$，说明疗效优于中药组。

资料来源：郭佳士 . 中国针灸，1992，12（6）：15

4. 艾灸百会穴治疗原发性低血压

治疗方法：用艾条点燃后，每日对百会穴施灸 1 壮，每次 15 分钟，10 天为 1 个疗程。

袁氏共治疗原发性低血压 22 例，均为女性患者。经 1 ～ 2 个疗程治疗，结果：痊愈 16 例，好转 5 例，总有效率 95.5%。

资料来源：袁军，等 . 中国针灸，1996，16（11）：30

5. 耳穴压籽配合中药治疗低血压

治疗方法：取一侧耳的神门、交感、心、内分泌、皮质下、脑点，以

0.4cm×0.4cm 正方形麝香虎骨膏正中放置 1 粒王不留行，然后贴在上述诸穴，中药用白术 25g，茯神 25g，黄芪 30g，酸枣仁 30g，人参 15g，甘草 8g。针刺与口服中药同时应用。中药每剂煎 300ml，早晚各服 150ml，西药治疗对照组选用 20% 葡萄糖注射液 20ml 加维生素 C2.5g 静脉滴注，然后以 10% 的葡萄糖注射液静脉滴注。疗程：耳穴压籽每日为 1 个疗程，西药对照组治疗 1 次进行观察。

结果：治疗组 30 例，对照组 10 例，治疗 15 分钟后，二组血压均有所升高，但针药组升压作用较对照组优（$P<0.01$），耳穴压籽组峰值出现时间较对照组晚，但作用较为持久。

资料来源：边萍，等．针灸临床杂志，1995，11（4）：33

6. 耳穴压籽配合补中益气丸治疗低血压

治疗方法：取单侧耳穴肾上腺、心、肾、皮质下、升压点为主穴，随症加减。若食欲缺乏，加脾、胃穴，眩晕者加肝穴。取穴：用探针压迫耳郭内反应点，反应明显时即为某穴，然后，将王不留行 1 粒置于 0.6cm×0.6cm 的胶布中心，贴在某穴上，嘱病人每日用示指按压贴穴 3 次，每穴每次按压 15 分钟，以得气为度，双侧耳穴每隔 2 天轮换贴压 1 次，补中益气丸每日 3 次，每次 1 丸，温开水送服。

本组 86 例病人，显效 60 例，有效 24 例，无效 2 例，总有效率为 97.6%。

资料来源：何金方，等．山东中医杂志，1995，14（4）：166

第 5 章

慢性低血压病的食物疗法

一、慢性低血压病的饮食原则

治疗低血压，饮食疗法也是治疗本病的有力措施之一，可逐渐提高患者的身体素质，改善心血管功能，增加心肌收缩力，增加心排血量，提高动脉管壁紧张度，从而逐步使血压上升并稳定正常水平，消除低血压带来的种种不适症状。

低血压人的饮食原则有以下几点。

1. 荤素兼顾，合理搭配膳食，保证摄入全面充足的营养物质，使体质从虚弱逐渐变得健壮。

2. 如伴有红细胞计数过低，血红蛋白不足的贫血症，宜适当多吃易于消化富含蛋白质、铁、铜、叶酸、维生素 B_{12} 及维生素 C 等"造血原料"的食物，诸如猪肝、蛋黄、瘦肉、牛奶、鱼虾、贝类、大豆、豆腐，红糖及新鲜蔬菜、水果。以纠正贫血，有利于增加心排血量，改善大脑的供血量，提高血压和消除血压偏低引起的不良症状。

3. 莲子、龙眼肉、大枣、桑葚等果品，具有养心益血、健脾补脑之力，可常食用。

4. 伴有食少纳差者，宜适当食用能刺激食欲的食物和调味品，如姜、葱、醋、酱、糖、胡椒、辣椒、啤酒、葡萄酒等。

5. 与高血压相反，本病宜选择适当的高钠、高胆固醇饮食。氯化钠（即食盐）

每日需摄足 12 ~ 15g。含胆固醇多的脑、肝、蛋、奶油、鱼卵、猪骨等食品，适量常吃，有利于提高血胆固醇浓度，增加动脉紧张度，使血压上升。

6. 适当喝些低度酒，每晚 1 小盅（15 ~ 20ml），可提高血压。

7. 多饮水，多喝汤类食品。夜间可分次少量饮水。

二、慢性低血压病的食疗验方

1. 灵芝大枣茶

【原料】灵芝 15g，大枣 50g，蜂蜜 5g。

【制作】将灵芝、大枣洗净，放入锅中，加清水适量，煎煮取汁，加清水适量再煎煮取汁。将 2 次所得药汁倒入锅中，加入蜂蜜，再煮沸片刻即成。

【用法】代茶，频频饮用。

【功效】补气养血，升提血压。适用于气血两虚型低血压。

2. 核桃仁牛奶茶

【原料】核桃仁 30g，牛乳、豆浆各 150ml，黑芝麻 20g，白糖适量。

【制作】将牛乳和豆浆搅匀，慢慢倒在小石磨进料口中的核桃仁、黑芝麻上面，边倒边磨，磨好后倒入锅内加热煮沸，加入少许白糖即成。

【用法】每日早、晚各饮 1 杯。

【功效】温补心肾，升提血压。适用于心肾阳虚型低血压。

3. 蜂王浆奶茶

【原料】牛奶 150ml，蜂王浆 0.5g。

【制作】将牛乳倒入锅内，煮沸，晾至温热，加入蜂王浆，搅匀即成。

【用法】每日早餐随早点顿服。

【功效】益气养阴，升提血压。适用于气阴两虚型低血压。

4. 大枣茶

【原料】大枣 10 枚，红茶 3g。

【制作】将大枣洗净剖开与茶叶同放入有盖杯中,用沸水冲泡,闷 15 分钟,一般可冲泡 3 ~ 5 次。

【用法】代茶,频频饮用,最后可细嚼大枣,缓缓咽下。

【功效】补气养血,升提血压。适用于气血两虚型低血压。

5. 山药茶

【原料】怀山药、黑芝麻、藕粉、大米、白糖各 250g。

【制作】将黑芝麻、怀山药、大米分别炒熟,再研成细末,过筛,取细粉,将此粉与藕粉、白糖混匀,用瓷罐收藏。

【用法】每次可取 20g 左右,用白开水冲调服食,当早点或中间加餐用。

【功效】补气养血,升提血压。适用于气血两虚型低血压。

6. 黑芝麻绿茶

【原料】黑芝麻 30g,绿茶 6g。

【制作】将黑芝麻微火炒熟,研碎,与茶叶混合均匀,分成 2 包,用沸水冲泡,加盖闷 10 分钟即成。

【用法】每日 2 次,每次 1 包,代茶频频饮用。

【功效】滋补肝肾,升提血压。适用于肝肾阴虚型低血压。

7. 绞股蓝乌龙茶

【原料】绞股蓝茎叶 100g,乌龙茶 50g。

【制作】将采收的绞股蓝叶拣去杂质后晒干或烘干,与乌龙茶混合后收贮备用。每次取 10g,放入大杯中,用沸水冲泡,加盖闷 10 分钟即可饮用。

【用法】代茶,频频饮服,可冲泡 3 ~ 5 次。

【功效】补中益气,升提血压。适用于中气不足型低血压。

8. 荔枝大枣茶

【原料】荔枝干 10 枚,大枣 15 枚。

【制作】将荔枝干、大枣拣去杂质,洗净,放入砂锅,加水适量,大火煮沸,改用小火煨煮 30 分钟即成。

【用法】每日早、晚分饮。

【功效】补气养血，升提血压。适用于气血两虚型低血压。

9. 葡萄酒奶茶

【原料】鲜牛奶 1 瓶，葡萄酒 15ml，蜂蜜 20ml。

【制作】将鲜牛奶放入锅内，小火煮沸，兑入蜂蜜，搅拌均匀，调入葡萄酒，混合即可饮用。

【用法】早、晚分服。

【功效】补气养血，升提血压。适用于气血两虚型低血压。

10. 芝麻核桃茶

【原料】黑芝麻 30g，核桃仁 60g。

【制作】将黑芝麻、核桃仁放入砂锅中，加水煎汤。

【用法】代茶，频频饮用。

【功效】滋补肝肾，升提血压。适用于肝肾阴虚型低血压。

11. 龙眼肉茶

【原料】龙眼肉 10 枚。

【制作】将龙眼肉放在碗中，隔水蒸熟，再用沸水冲泡。

【用法】代茶，频频饮用。

【功效】补气养血，升提血压。适用于气血两虚型低血压。

12. 苹果汁

【原料】苹果 500g。

【制作】洗净后切成小块，放入果汁机内榨汁。

【用法】每日 3 次，每次 100g。

【功效】补气养血，升提血压。适用于气血两虚型低血压。

13. 刺梨蛋乳汁

【原料】牛奶 100ml，刺梨 1 个，胡萝卜 1 根，鸡蛋黄 1 个，蜂蜜 30g。

【制作】将刺梨、胡萝卜切成小片，与鸡蛋黄、牛奶一同放入果汁机中搅成果蔬汁，如果太浓可加适量冷开水调稀。蜂蜜放入杯中，倒一些果蔬汁，搅匀即成。

【用法】早、晚分饮。

【功效】补气养血，升提血压。适用于气血两虚型低血压。

14. 苹果牛奶蛋黄汁

【原料】牛奶 180ml，苹果 1 个，鸡蛋黄 1 个，胡萝卜 1 根。

【制作】将鸡蛋黄打散，搅和在牛奶中，放入锅中，用中火煮沸，再将苹果、胡萝卜等分别榨成汁调入，搅和均匀即成。

【用法】早、晚分饮。

【功效】补气养血，升提血压。适用于气血两虚型低血压。

15. 花生豆汁

【原料】花生仁、黄豆各 90g，白糖 15g。

【制作】将黄豆、花生仁淘洗干净，用凉开水浸泡 4～5 小时，再放入家用豆浆机中，加清水适量捣搅碎，滤渣取汁。将滤汁放入锅中煮沸，加入白糖，待糖溶化即成。

【用法】每日早、晚分饮。

【功效】补中益气，升提血压。适用于中气不足型低血压。

16. 香菇大枣奶饮

【原料】香菇 25g，陈皮 10g，大枣 10 枚，牛奶 50ml。

【制作】将香菇用温水泡发，洗净切碎，与洗净的大枣、陈皮一同放入锅中，加清水煎取汁液，再与牛奶混匀饮服。

【用法】早餐随点心食用。

【功效】补气养血，升提血压。适用于气血两虚型低血压。

17. 沙棘蛋奶饮

【原料】脱脂奶 250ml，奶油 10g，鸡蛋黄 1 个，香蕉 1 根，甜橙 2 片，沙棘 30g，槐花蜂蜜 10g。

【制作】将香蕉剥皮，粗粗切碎，倒入搅拌器内，再倒入沙棘、槐花蜂蜜、蛋黄和奶油，搅拌约 15 秒钟后，打开搅拌器，加入脱脂奶，继续搅拌约 10 秒钟。将混合饮料均匀倒入每只杯内。在杯沿插上 1 片甜橙，再插上吸管即可饮用。

【用法】上、下午分服。

【功效】补气养血，升提血压。适用于气血两虚型低血压。

18. 绿色豆汁

【原料】黄豆汁 150ml，香菜 25g，柠檬汁 15ml，蜂蜜 20g。

【制作】黄豆汁入锅，大火煮沸；香菜洗净，入沸水锅中焯一下，取出后切碎，用纱布包起来，绞取汁液；将黄豆汁、香菜汁投入捣绞机中，搅打 5 秒钟，然后调入蜂蜜、柠檬汁，调匀即成。

【用法】早、晚分服。

【功效】补中益气，升提血压。适用于中气不足型低血压。

19. 紫葡萄蜜汁

【原料】紫葡萄 500g，蜂蜜 30g。

【制作】先将紫葡萄洗净，用温开水浸泡 3 分钟，剥去皮，放入容器中捣烂，去渣取汁，加入蜂蜜及冷开水 300ml，放入冰箱冷藏，随吃随取。

【用法】每次 50ml，每日 2 次。

【功效】滋补肝肾，升提血压。适用于肝肾阴虚型低血压。

20. 参须石斛饮

【原料】人参须 3g，鲜石斛 20g。

【制作】将人参须、石斛洗净后同入锅中，加水适量，浓煎取汁。

【用法】上、下午 2 次分服。

【功效】益气养阴，升提血压。适用于气阴两虚型低血压。

21. 王浆蜂蜜

【原料】蜂王浆 10ml，蜂蜜 100ml。

【制作】按以上配比，制成王浆蜂蜜，充分混合均匀，即可饮用。

【用法】每日 2 次，每次 10ml。

【功效】益气养阴，升提血压。适用于气阴两虚型低血压。

22. 阿胶牛奶

【原料】阿胶 15g，牛奶 250ml。

【制作】将阿胶放锅内，加入适量清水，用小火炖煮烊化，兑入煮沸的牛奶即成。

【用法】早餐时与早点同时食用。

【功效】补气养血，升提血压。适用于气血两虚型低血压。

23. 核桃仁酸奶

【原料】核桃仁 50g，酸奶 200ml。

【制作】将核桃仁晒干或烘干，研成细末，备用。将酸奶与核桃仁细末同放入家用电动粉碎机中，捣搅 1 分钟即成。

【用法】早、晚分服。

【功效】温补心肾，升提血压。适用于心肾阳虚型低血压。

24. 大枣粟米牛奶

【原料】鲜牛奶 200ml，大枣 20 枚，粟米 100g。

【制作】将大枣用温水浸泡 30 分钟，洗净，去核，备用。将粟米淘洗干净，放入砂锅，加水适量，大火煮沸，加入浸泡的大枣，改用小火煨煮至粟米酥烂，粥将成时兑入鲜牛奶，继续用小火煨煮至沸即成。

【用法】早、晚分服。

【功效】补气养血，升提血压。适用于气血两虚型低血压。

25. 芝麻豆奶

【原料】黄豆 40g，黑芝麻粉 15g，白糖 30g。

【制作】将黄豆淘洗净，用 500ml 的清水浸泡 1 夜，然后研磨成浆，用多层洁净纱布滤去豆渣；把豆浆烧至沸腾后，改用小火再煮 20 分钟，加入白糖、芝麻粉，搅匀后即可饮用。

【用法】早、晚 2 次分服。

【功效】滋补肝肾，升提血压。适用于肝肾阴虚型低血压。

26. 龙眼肉粟米粥

【原料】龙眼肉 30g，大枣 15 枚，莲子 15g，粟米 100g。

【制作】将龙眼肉、大枣、莲子分别拣杂、洗净后放入温开水中浸泡片刻，备用。将莲子取出，与淘洗的粟米同入砂锅，加水适量，大火煮沸后，改用小火煨煮 30 分钟，待莲子熟烂，加入大枣、龙眼肉，继续用小火煨煮 20 分钟，待莲子、粟米熟烂即成。

【用法】早、晚分食。

【功效】补气养血，升提血压。适用于气血两虚型低血压。

27. 牛奶大枣粥

【原料】牛奶 400ml，大枣 20 枚，粳米 100g，红糖 20g。

【制作】将粳米淘洗干净，放入锅内，加水 1000ml，置旺火上煮开后，用小火煮 20 分钟，米烂汤稠时加入牛奶、大枣，再煮 10 分钟。食用时可酌加红糖，再煮开，盛入碗内即成。

【用法】早、晚分食。

【功效】补气养血，升提血压。适用于气血两虚型低血压。

28. 海参鸡肉粥

【原料】海参 30g，鸡肉 100g，粳米 100g，精盐少许。

【制作】将海参用温水泡发透，剖开挖去内脏，洗净切成小片，鸡肉也切成片，与淘洗干净的粳米一同入锅，加水 1000ml，用旺火烧开后转用小火熬煮成稀粥，加盐调味。

【用法】日服 1 剂，分数次食用。

【功效】补中益气，升提血压。适用于中气不足型低血压。

29. 山药龙眼肉荔枝粥

【原料】鲜山药 100g，龙眼肉 15g，荔枝肉 15g，五味子 3g，白糖 20g，糯米 150g。

【制作】将山药去皮洗净切成薄片，与龙眼肉、荔枝肉、五味子一同放入锅内，加入淘洗干净的粳米，加水适量，用旺火烧开后转用小火熬煮成稀粥，起锅时加入白糖即成。

【用法】当主食食用。

【功效】补气养血，升提血压。适用于气血两虚型低血压。

30. 花生芝麻粥

【原料】花生仁 50g，黑芝麻 15g，松子仁、甜杏仁、核桃仁各 10g，粳米 100g，红糖适量。

【制作】将花生仁炒至香熟，与黑芝麻、松子仁、甜杏仁、核桃仁分别研为细末；粳米淘洗干净。把粳米放入锅内，倒入适量清水，用大火煮沸后，放入黑芝麻末、松子仁末、甜杏仁末、花生仁末、核桃仁末拌匀，再煮沸，然后改用小火继续煮成粥，加入红糖调好口味即成。

【用法】早、晚餐食用，每日 1 剂。

【功效】益气养阴，升提血压。适用于气阴两虚型低血压。

31. 香菇牛肉粥

【原料】香菇 100g，牛肉 10g，粳米 100g，葱花 10g，生姜末 5g，精盐 1g，味精 1g。

【制作】将牛肉煮熟切成薄片，与洗净的香菇、粳米一同入锅，加水煮粥，半熟时调入葱、生姜、精盐、味精等，继续煮至粥成。

【用法】早、晚分食。

【功效】补气养血，升提血压。适用于气血两虚型低血压。

32. 乌雄鸡粥

【原料】乌雄鸡 1 只，葱白 3 茎，花椒少许，精盐适量，糯米 100g。

【制作】将乌雄鸡去毛及内脏，洗净，切块煮烂，再与淘洗干净的糯米和葱、花椒、精盐一同煮粥。

【用法】日服 2 次，空腹食用。

【功效】补中益气，升提血压。适用于中气不足型低血压。

33. 洋参炖燕窝

【原料】西洋参 4g，燕窝 6g，冰糖 20g。

【制作】将西洋参湿润变软后切片，燕窝泡发洗净，同入砂锅中，加水适量，用文火煨炖 30 分钟，燕窝熟透后，加入冰糖，待冰糖溶化后即成。

【用法】气阴两虚，干咳少痰，痰中带血，潮热盗汗，口干咽燥，气短自汗等症。

【功效】益气养阴，升提血压。适用于气阴两虚型低血压。

34. 大枣糕

【原料】大枣 500g，荸荠 100g，核桃仁 50g，甘薯 100g，冬瓜片、鸡蛋清 3 个，白糖 250g，湿棉纸 1 张，猪网油、猪板油各适量。

【制作】将大枣冲洗干净，沥去水分，放在小铁丝网上，置火上烧焦枣皮，边烧边颠动丝网，见大枣都起黑壳时，将铁丝网离火，倒入清水中稍泡，沥去水后，擦去黑壳，剔除枣核。把核桃仁放入开水中泡好，用漏勺捞出去皮，放入热油中炸呈黄色时捞出。甘薯洗净，放入锅中，煮至熟烂，捞出去皮，制成茸状。猪板油洗净，去膜后压成泥。荸荠洗净去皮，切成细丁。枣肉压成泥。冬瓜片、核桃仁切成碎丁。把枣泥、红薯泥、鸡蛋清、板油放入盆中，加入冬瓜片、荸荠、核桃仁、白糖拌匀。将网油放入碗底，倒入拌匀的泥，用手勺按平，蒙上湿棉纸，用线绳扎牢，装入笼屉，蒸熟后取出，揭去湿棉纸，扣入盘中，除去网油，撒上白糖即成。

【用法】当点心食用。

【功效】补气养血，升提血压。适用于气血两虚型低血压。

35. 核桃豆腐饼

【原料】盐炒核桃仁 100g，豆腐 500g，猪瘦肉 150g，鸡蛋清 4 个，植物油 500g（实耗约 50g），干淀粉、面粉、精盐、味精、胡椒粉、麻油、猪油各适量。

【制作】将核桃仁剁成如绿豆大小的颗粒。猪肉冲洗干净用刀背捶成蓉待用。将豆腐放入开水锅内略煮后捞出，用纱布包好，挤碎成细泥，放入盆内，加入猪肉蓉，并充分搅拌均匀，加入鸡蛋清、猪油、干淀粉、面粉、精盐、胡椒粉、味精，然后用力搅拌成豆腐蓉，挤成如核桃仁大的圆子，放入装核桃仁颗粒的盘内，使其粘满核桃仁颗粒待用。平底锅上火，放油烧热，放入生胚，按成扁圆形，煎至熟透后铲出。炒锅置火上，放油烧热，投入煎过的核桃仁豆腐饼，炸至金黄色、核桃仁酥脆香时，捞出沥油，装入盘内，淋上麻油即成。

【用法】当菜佐餐，随意食用。

【功效】温补心肾，升提血压。适用于心肾阳虚型低血压。

36. 香菇海参包

【原料】水发香菇 150g，水发海参 150g，猪肉 150g，熟鸡肉 25g，火腿肉 25g，玉兰片 25 在，面粉 1000g，面肥 250g，酱油、味精、精盐、花椒粉、碱水、生姜末、葱花、海米、麻油各适量。

【制作】将香菇、海参、玉兰片洗净后均切成丁。熟鸡肉、火腿肉也切成丁，猪肉洗净后剁成蓉。以上各料共入盆内，加酱油、花椒粉、精盐、味精、葱花、生姜末、海米、麻油搅拌成馅。面粉内加碱水、面肥、温水，和成发酵面团，待面团发酵后搓成 3cm 粗的长条，揪成若干剂子，一一包入馅料，做成包子。将包子放入蒸笼内，用旺火蒸约 10 分钟即成。

【用法】当点心食用。

【功效】益气养阴，升提血压。适用于气阴两虚型低血压。

37. 银耳灵芝甜点

【原料】灵芝 30g，生牡蛎 20g，芦根 30g，白糖适量。

【制作】将莲子去心，生牡蛎取肉，与芦根共煮熟，加白糖调味即成。

【用法】当甜点，随意食用。

【功效】滋补肝肾，升提血压。适用于肝肾阴虚型低血压。

38. 蛤蟆油莲子甜点

【原料】蛤蟆油 45g，莲子 40g，冰糖 50g，桂花少许。

【制作】将蛤蟆油、冰糖，加水小火炖煮 1 小时，再添水加入莲子、桂花，再炖半小时即成。

【用法】当甜点，随意食用。

【功效】温补心肾，升提血压。适用于心肾阳虚型低血压。

39. 核桃腰花

【原料】核桃仁 30g，猪腰 2 对，韭菜、精盐、米醋各适量。

【制作】将核桃仁切细末，猪腰洗净去臊膜，切成腰花。将猪腰花放油锅中稍炒，加核桃仁共炒至嫩熟，再加入韭菜同炒，然后再加黄酒、精盐、米醋调味即成。

【用法】当菜佐餐，随意食用。

【功效】温补心肾，升提血压。适用于心肾阳虚型低血压。

40. 首乌鸡丁

【原料】制何首乌 50g，净鸡肉 500g，净冬笋 50g，柿子椒 100g，精盐 8g，味精 2g，黄酒 10g，酱油 2g，淀粉 15g，植物油 500g（约耗 25g），葱花、生姜末各适量。

【制作】将制何首乌洗净，放入砂锅里煮好，取煎汁，待用。把鸡肉洗净，切成丁字块，放入碗中，加入黄酒、味精、精盐、淀粉上好浆。冬笋先用温开水泡开，清水洗净，沥干水，切成丁。将柿子椒去蒂，除籽，清水洗净，切成丁。炒锅洗净，放油烧热，将浆好的鸡丁下油锅炸，熟后倒入漏勺待用。锅中留少许底油，投入葱花、生姜末煸出香味，再投入鸡丁、柿子椒、黄酒、精盐、酱油以及首乌汁，快速颠炒，入味后用淀粉勾芡，出锅装盘。

【用法】当菜佐餐，随意食用。

【功效】滋补肝肾，升提血压。适用于肝肾阴虚型低血压。

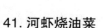

41. 河虾烧油菜

【原料】河虾 150g，油菜 250g，黄酒、精盐、味精、葱花、生姜丝、植物油各适量。

【制作】将河虾剪去须、刺、脚洗净。油菜去杂洗净切段。油锅烧热，放入河虾炸一下，加入黄酒、精盐、葱、生姜烧至入味，投入油菜炒至入味，点入味精，出锅即成。

【用法】佐餐食用。

【功效】温补心肾，升提血压。适用于心肾阳虚型低血压。

42. 四色虾仁

【原料】菜花 500g，熟萝卜 15g，鸡蛋 2 个，青豆 15g，植物油、笋汤、精盐、味精、黄酒、面粉、湿淀粉、麻油各适量。

【制作】将菜花洗净，用沸水烫至六成熟时，捞出控净水，冷却，切成 1.5cm 见方的丁。将熟胡萝卜去皮切成 1.8cm 见方的丁。取一碗，放入清水适量，加入面粉、鸡蛋精、味精、精盐搅匀。炒锅上中火，加油烧至六成热，将菜花放入拌好的蛋粉糊中，挂糊后分散放入锅中，用手勺翻动几次，呈白玉色时捞起控油，即成素虾仁。炒锅内留底油少许，烧热后放入胡萝卜煸炒一下，随即加入黄酒、精盐、笋汤烧沸，再放入青豆、味精，用湿淀粉勾稀芡，下入炸好的素虾仁，颠翻几次，淋上麻油即成。

【用法】佐餐食用。

【功效】温补心肾，升提血压。适用于心肾阳虚型低血压。

43. 虾球蒸豆腐

【原料】豆腐 400g，虾肉 200g，鸡蛋 1 个，葱花、生姜末、香菜、鲜汤、味精、植物油、胡椒粉、酱油、精盐、味精、黄酒、淀粉各适量。

【制作】将豆腐切成长 4cm、宽厚各 2cm 的块，中间挖成凹状。虾肉用刀背砸成蓉，加入蛋清、精盐、味精、葱花、生姜末、少量淀粉，搅拌均匀，团成球状。将豆腐凹处涂上适量淀粉，每块豆腐凹处放一个虾球，上锅蒸 10

分钟左右取出。锅烧热，放适量的油和鲜汤、酱油、黄酒、精盐、胡椒粉调成汁，浇在豆腐上，再撒上适量香菜叶即成。

【用法】佐餐食用。

【功效】温补心肾，升提血压。适用于心肾阳虚型低血压。

44. 龙眼肉圆鸡

【原料】龙眼肉250g，肥仔鸡1只，精盐、黄酒、白酱油各适量。

【制作】将龙眼肉冲洗干净。鸡宰杀后去皮，破腹去杂，剁去鸡爪，放入沸锅中略烫后取出，再用清水冲洗干净。砂锅上火，加入适量清水、仔鸡、黄酒，煮至八成熟时，再加入龙眼肉、白酱油、精盐，用小火炖约30分钟即成。

【用法】当菜佐餐，随意食用。

【功效】补气养血，升提血压。适用于气血两虚型低血压。

45. 龙眼肉山药炖甲鱼

【原料】龙眼肉20g，怀山药20g，甲鱼1只（重约500g）。

【制作】先用热水烫甲鱼，使其排尿后切开洗净去肠脏。再将甲鱼肉与壳一起连同怀山药、龙眼肉放炖盅内，加水适量，隔水炖熟即成。

【用法】当菜佐餐，随意食用。

【功效】益气养阴，升提血压。适用于气阴两虚型低血压。

46. 黑枣烧海参

【原料】水发海参750g，黑枣100g，猪油500g，葱白、湿淀粉、白糖、味精、黄酒、酱油、麻油、鲜汤各适量。

【制作】将海参冲洗干净，切成块。黑枣洗净，用清水浸泡后，捞出剔去果核，蒸熟。葱白切成段。炒锅上火，放油烧至五成热，下入海参过油，约30秒钟后捞出沥油。原锅上火，留少许底油烧热，加入葱白、酱油、味精、黄酒、白糖煸炒，再倒入鲜汤，放海参、黑枣，烧几分钟后，用湿淀粉勾薄芡，淋上麻油，起锅装盘即成。

【用法】当菜佐餐，随意食用。

【功效】益气养阴，升提血压。适用于气阴两虚型低血压。

47. 芝麻兔

【原料】黑芝麻50g，兔肉500g，葱段、生姜片、卤汁、精盐、花椒、麻油各适量。

【制作】将黑芝麻淘洗干净，放入锅内，用小火炒香。兔肉洗净，放入沸水锅中焯去血水，捞出后洗去血沫。将焯好的兔肉放入锅中，加入适量水，投入葱段、生姜片、花椒，用旺火煮沸后，改用小火炖至兔肉六成熟，晾凉。另起锅，放入兔肉，加适量卤汁，用小火卤至兔肉熟烂，捞出，晾凉。将兔肉切成1cm大小的方块，装入盘中，撒上芝麻、精盐，淋上麻油，拌匀即成。

【用法】当菜佐餐，随意食用。

【功效】滋补肝肾，升提血压。适用于肝肾阴虚型低血压。

48. 灵芝乌龟煲

【原料】乌龟1只（重约500g），灵芝30g，大枣10枚，生姜8g，精盐3g，味精3g，麻油5g。

【制作】将乌龟放入盆中，加约40℃热水，使其排尿，宰去头、足，用水洗一洗，再剖开去龟壳，除内脏，洗净后将龟肉切成小块。将灵芝、大枣、生姜放入清水中洗一洗，大枣去核。生姜去外皮，切成片。将瓦煲洗净后，置于旺火上，加适量清水，煮沸，将灵芝、大枣、生姜、龟肉放入瓦煲内，盖好盖，改用小火煲2小时，加入精盐、味精调味，淋上麻油即成。

【用法】当菜佐餐，随意食用。

【功效】滋补肝肾，升提血压。适用于肝肾阴虚型低血压。

49. 三圆蒸鸽

【原料】乳鸽2只（重约600g），龙眼肉10粒，荔枝10粒，大枣10粒，冰糖25g，精盐1.5g，鸡蛋清40g，味精1g。

【制作】将乳鸽宰杀后去毛洗净，入沸水中烫泡去腥后装入蒸钵内。把龙眼肉、荔枝去壳，与大枣一并洗净放入钵内，加冰糖、精盐、味精和清水

100g，入蒸笼蒸煮 10 分钟。再加鸡蛋清 40g，继续蒸到熟而酥即成。

【用法】当菜佐餐，随意食用。

【功效】补气养血，升提血压。适用于气血两虚型低血压。

50. 红烧鹿肉

【原料】鹿肉 500g，玉兰片 25g，香菜 10g，黄酒 15ml，白糖 15g，鲜汤、精盐、味精、酱油、花椒水、植物油、葱段、生姜片、湿淀粉、麻油各适量。

【制作】将炒锅烧热，放入植物油，下葱、生姜煸香，下酱油、花椒水、精盐、黄酒、白糖、味精、鲜汤，再下鹿肉，用旺火烧沸后转用小火煨炖至肉熟烂，再移至旺火上烧开，用湿淀粉勾芡，淋上麻油，撒上香菜段即成。

【用法】当菜佐餐，随意食用。

【功效】温补心肾，升提血压。适用于心肾阳虚型低血压。

51. 清蒸鹿胎

【原料】干鹿胎 1 个，水发鱼肚片 40g，水发鱿鱼 40g，熟火腿片 40g，水发香菇片 50g，煮鸡蛋片 40g，精盐、黄酒、味精、葱段、生姜片、鲜汤各适量。

【制作】将鹿胎在清水中发 3 小时，发软后轻轻洗掉污垢，洗净后沥干，摆在容器内，加入精盐、黄酒，再加入鲜汤适量，淹没鹿胎为度，上笼蒸约 1 小时，取出后去葱、生姜，滗去汤。用刀将鹿胎划成 3cm 见方的块，移装在汤罐子中，注入鲜汤，再将鱼肚片、鱿鱼片、火腿片、香菇、鸡蛋片铺在鹿胎上面，可镶成各种造型图案，再上笼蒸 2 小时，至鹿胎烂熟时取出。锅内注入鲜汤，用精盐、味精、胡椒粉调好味，浇在鹿胎上即成。

【用法】当菜佐餐，随意食用。

【功效】温补心肾，升提血压。适用于心肾阳虚型低血压。

52. 花生核桃炖鹿胎

【原料】鹿胎（干）、花生仁、核桃仁各 30g，红参 10g，生姜片、大枣各适量。

【制作】将鹿胎洗净，去杂质；红参切片；花生仁、核桃仁、生姜片、大枣（去核）洗净。把全部用料一同放入炖盅内，加清水适量，炖盅加盖，小火隔水炖 2 小时，调味即成。

【用法】当点心，随意食用。

【功效】温补心肾，升提血压。适用于心肾阳虚型低血压。

53. 砂锅鹿肉

【原料】鹿肉 500g，鲜山药 500g，大茴香 8 粒，生姜 1 块，葱 2 根，薤白头 10 颗，黄酒 30g，甜面酱 15g，精盐 2g，味精 1g，植物油 500g（实耗约 30g）。

【制作】将鲜山药去皮，洗净切成滚刀块，将鹿肉切成小方块，将生姜切成丝，葱切成末，薤白对剖成半。炒锅上火，放油烧至七成热，再将山药块依次放入油锅中炸透，呈金黄色时捞出，控干油。将切好的鹿肉用开水煮 1 分钟，捞出，弃汤不用。将鹿肉块、大茴香、生姜丝、薤白、黄酒、甜面酱、精盐一起放入砂锅，用旺火烧开，改用小火炖至九成熟时，放入炸好的山药块，再炖烂，撒上葱花、味精即成。

【用法】当菜佐餐，随意食用。

【功效】温补心肾，升提血压。适用于心肾阳虚型低血压。

54. 香菇焖牛肉

【原料】牛肉 500g，香菇 50g，植物油 500g，葱段、生姜片、大茴香、黄酒、酱油、味精、白糖、鲜汤、淀粉、花椒油各适量。

【制作】将香菇水发洗净，一剖为二。牛肉洗净切块，锅上小火，下牛肉块和适量的葱、生姜、大茴香，清水一次加足，炖到肉能用筷子戳透，捞出晾凉，切成方块待用。炒锅上火，加油烧至六成热，下牛肉块略炸，倒入漏勺。炒锅留油少许，上中火将大茴香炒至金黄色，再放适量葱、生姜、黄酒、酱油、味精、白糖、鲜汤拌匀，放入牛肉，移旺火上煮 5 分钟，下香菇再煮 2 ~ 3 分钟，待汤汁煮浓，用淀粉勾厚芡，淋上花椒油出锅。

【用法】当菜佐餐，随意食用。

【功效】补中益气，升提血压。适用于中气不足型低血压。

55. 桃杞炸鹌蛋

【原料】鹌鹑蛋 12 个，核桃仁 20g，枸杞子 10g，精盐 2g，酱油 5g，生姜片 10g，葱段 10g，黄酒 10g，味精 1g，干淀粉 50g，番茄酱 60g，植物油 300g（实耗约 50g）。

【制作】将核桃仁用开水泡涨，剥去皮衣。枸杞子用温水洗净，放入碗中，加水 20g，上笼蒸 5 分钟，搅成泥，与番茄酱调匀待用。鹌鹑蛋用小火煮熟，剥去壳，用刀切些小口子，放入碗内，加入黄酒、精盐、味精、葱段、生姜片、酱油，腌渍 20 分钟，再撒上干淀粉裹匀。炒锅上火，放油烧至七成热，下鹌鹑蛋、核桃仁，炸成黄色时捞起，裹上枸杞子和番茄酱，装盘即成。

【用法】当菜佐餐，随意食用。

【功效】益气养阴，升提血压。适用于气阴两虚型低血压。

56. 升压参鸡

【原料】白参 5g，麦冬 30g，火腿片 30g，母鸡 1 只（重约 1500g），净冬笋 100g，香菇 15g，葱花 20g，生姜 5 片，葡萄酒 30ml，精盐 2g，味精 1g。

【制作】将母鸡宰杀后，用开水煺去毛，去内脏，剁去头、脚爪。将白参切片，麦冬切成碎丁，一起放入碗内，加水 100ml，上蒸锅蒸 30 分钟取出。冬笋用水煮 3 分钟，取出切成片。将香菇用水泡开，去蒂洗净备用。将鸡放入砂锅中煮 2 小时，而后取出，拆去鸡骨，取下鸡肉，撕成二指宽的肉条。在盆内放上鸡肉，倒入鸡汤，放入人参与麦冬和药汁，在鸡肉上码上冬笋片、火腿片，中间放上香菇，四周撒上生姜片、葱花，再撒上精盐，倒入葡萄酒。然后放入蒸锅内蒸至酥烂，取出撒上味精即成。

【用法】当菜佐餐，随意食用。

【功效】补中益气，升提血压。适用于中气不足型低血压。

57. 五圆鸡

【原料】净母鸡 1 只（重约 1000g），龙眼肉 30g，荔枝肉 30g，枸杞子 15g，大枣 40g，莲子 25g，冰糖、胡椒粉、葱段、生姜片各适量。

【制作】将龙眼肉、荔枝肉、枸杞子去杂洗净，大枣洗净去核，莲子去皮、心，洗净。将净母鸡用清水泡洗后，下入沸水中焯透，捞入盆中，加入生姜片、葱段，加水没过鸡，上笼蒸至八成熟时取出，将龙眼肉、荔枝肉、枸杞子、大枣、莲子装鸡腹，加入冰糖继续蒸至鸡肉熟烂，将鸡取出放入汤盘，拣去生姜、葱，将汤汁倒入锅中，烧沸后加胡椒粉，浇在鸡上即成。

【用法】当菜佐餐，随意食用。

【功效】补气养血，升提血压。适用于气血两虚型低血压。

58. 山药鳝丝

【原料】鳝鱼丝 250g，山药粉 150g，植物油 60g，黄酒 10g，酱油 30g，麻油 5g，湿淀粉 30g，鲜汤 150ml，葱花、生姜末、白糖、味精、胡椒粉各适量。

【制作】将鳝鱼丝洗净，沥干，切成段。炒锅置火上，放油烧热，放入鳝鱼丝煸透，加入生姜末、黄酒、酱油、白糖、味精，烧一会儿加进鲜汤，旺火烧开后改用小火烧透，再用旺火收汁，用湿淀粉勾芡，加热油 10g，翻匀装入汤盆里，用勺在盆中心撅一个窝，放入葱花和麻油，另用烧沸的油浇在窝中即成。吃时加胡椒粉及麻油。

【用法】当菜佐餐，随意食用。

【功效】补中益气，升提血压。适用于中气不足型低血压。

59. 香菇烧淡菜

【原料】水发香菇片 50g，淡菜 250g，笋片 50g，精盐、味精、五香粉、料酒、葱花、姜末、植物油、麻油等各适量。

【制作】将淡菜用温水洗净，放入碗内，加入清汤适量，上笼蒸透，取出备用。炒锅置火上，加植物油烧至七成热，加入葱花、姜末煸炒出香味，加清汤适量及水发香菇片、笋片、淡菜、烹入料酒，中火烧煮 10 分钟，加精盐、味精、五香粉拌匀，入味后用湿淀粉勾芡，淋入麻油即成。

【用法】当菜佐餐，随意服食，当日吃完。

【功效】益气养阴，升提血压。适用于气阴两虚型低血压。

60. 鲜奶鸡柳

【原料】鲜牛奶 250ml，鸡蛋清 200g，鸡脯肉 150g，生菜叶 6 片，熟火腿蓉 5g，鲜汤、精盐、味精、湿淀粉、黄酒、精制植物油各适量。

【制作】将生菜叶洗净，铺在干净盆中，将 200ml 鲜牛奶中加入适量鸡蛋清、清水和淀粉，搅拌成糊待用。鸡脯肉切成丝，盛入碗内，加适量鸡蛋清、精盐、黄酒、味精与湿淀粉拌匀待用。将炒锅置火上，放油烧至二成热，倒入牛奶糊，用勺搅至牛奶一片片浮起，倒入漏勺，沥去油。原锅内再放入 50ml 鲜牛奶，加适量精盐、味精，用湿淀粉勾芡。再将牛奶片投入锅内，用勺轻轻炒匀，即装入铺有生菜的盆中。炒锅置火上，放油烧至五成热，加入鸡脯丝，用筷子抖散，断生后倒入漏勺，沥干油。原锅内加入鲜汤、精盐、味精，用湿淀粉勾芡，倒入鸡丝，翻炒几下，堆于鲜牛奶上面，撒上熟火腿即成。

【用法】当菜佐餐，随意食用。

【功效】补中益气，升提血压。适用于中气不足型低血压。

61. 核桃仁煲瘦肉

【原料】杜仲、核桃各 15g，猪瘦肉 300g，精盐、酱油、猪油、味精各适量。

【制作】将杜仲煎汁。核桃切细。猪瘦肉洗净，切片，放入砂锅，加入杜仲汁、核桃及适量清水，小火煨炖 2 小时，加入精盐、酱油、猪油、味精，炖至肉烂熟即成。

【用法】当菜佐餐，随意食用。

【功效】温补心肾，升提血压。适用于心肾阳虚型低血压。

62. 鲜蘑海参

【原料】水发海参 150g，鲜蘑菇 100g，猪瘦肉 100g，黄酒、生姜片、味精、植物油、麻油各适量。

【制作】将海参洗净，切丁。猪肉剁末。蘑菇洗净撕成片。锅内放入植物油，加热后下入生姜片、肉末，烹上黄酒，倒入清水，煮沸后加入海参丁、蘑菇片，一同炖汤，最后调入麻油、味精即成。

【用法】当菜佐餐，随意食用。

【功效】益气养阴，升提血压。适用于气阴两虚型低血压。

63. 红烧鳝段

【原料】鳝鱼500g，五花猪肉50g，水发玉兰片20g，大蒜20g，大葱15g，生姜5g。

【制作】先将鳝鱼宰杀，去内脏，用清水冲洗干净，背部剖十字花刀，切成6cm的段。将洗净的生姜切片，葱、蒜切段，猪肉切成0.3cm厚片，备用；猪油烧至七成热时，投入葱、姜、蒜、玉兰片、猪肉片，稍加煸炒，加入鳝段，再加入精盐、料酒、酱油、味精等调料，文火烧至鳝段入味，待鳝段熟透时，用湿淀粉勾芡，撒上胡椒粉，淋上少量明油装盘即成。

【用法】当菜佐餐，随意食用。

【功效】补中益气，升提血压。适用于中气不足型及气血两虚型低血压。

64. 荔枝全鸡

【原料】荔枝、龙眼肉、黑枣、莲子、枸杞子各15g，母鸡1只，冰糖20g。

【制作】将母鸡宰杀，去毛、内脏，洗净。龙眼、荔枝去壳、核。莲子去皮、心。黑枣、枸杞子洗净。将上述原料除枸杞子外与鸡同放在大钵内，加入冰糖、精盐和清水，上笼蒸2小时，再放入枸杞子，蒸5分钟，取出后撒上胡椒粉即成。

【用法】当菜佐餐，随意食用。

【功效】补气养血，升提血压。适用于气血两虚型低血压。

65. 灵芝炖鸡

【原料】鸡1只（重约2000g），灵芝30g，生姜葱各15g，精盐5g，黄酒 25ml，胡椒粉 3g，味精适量。

【制作】将灵芝洗净，生姜洗净切成厚片；葱洗净切成长段；鸡宰杀后去净毛桩、内脏及脚爪、洗净，入沸水烫透去血水，捞出。将鸡脯朝上放入蒸钵内，加入灵芝、姜、葱、盐、黄酒、胡椒粉，注入清水 500ml，用湿绵纸封严钵口，上笼大火蒸约 3 小时至鸡肉熟烂，取出蒸钵揭去棉纸，放入味精即成。

【用法】当菜佐餐，随意食用。

【功效】补气养血，升提血压。适用于气血两虚型低血压。

66. 松虾鸡卷

【原料】仔鸡脯肉 200g，虾仁 50g，松子仁 70g，熟火腿肉末 5g，鸡蛋清 1 个，青菜叶末 5g，黄酒 15g，精盐 1.5g，味精 1.5g，干淀粉 15g，湿淀粉 15g，鲜汤 75g，猪油适量。

【制作】将鸡脯肉洗净，用洁布吸去水，片成长 7～8cm、宽 3cm 左右的薄片（共 16 片）。虾仁剁成蓉，放入碗中，加入精盐、味精、黄酒、鸡蛋清、干淀粉拌匀，分涂在鸡片上。松子仁分成 16 分，分放在虾蓉中间。然后，将鸡片逐片卷起成鸡卷，一端蘸上火腿肉末，一端蘸上菜叶末。炒锅在旺火上烧热，放油烧至五成热，将鸡卷逐个放入，用铲刀轻轻拨动，待鸡肉呈白色时，倒入漏勺中沥油。炒锅上旺火，加入鲜汤、黄酒、精盐、味精烧沸，用湿淀粉勾芡，放入鸡卷，翻炒几下，淋入热油，起锅时排放在盘中即成。

【用法】当菜佐餐，随意食用。

【功效】温补心肾，升提血压。适用于心肾阳虚型低血压。

67. 汽锅乳鸽

【原料】光乳鸽 4 只，肉桂 3g，精盐 3g，味精 3g，黄酒 30ml，鲜汤 1000ml，白酒 5ml，葱 20g，生姜 20g，麻油 5ml。

【制作】将乳鸽焯水去血污。肉桂加黄酒、白酒浸泡透，上笼蒸 30 分钟取出。葱、生姜拍松。将乳鸽放入汽锅，加入鲜汤、肉桂及原汁、精盐、黄酒、葱、姜、味精上笼蒸至乳鸽酥烂，取出淋上麻油即成。

【用法】当菜佐餐，随意食用。

【功效】补气养血，升提血压。适用于气血两虚型低血压。

68. 猪皮麻冻

【原料】猪肉皮200g，黑芝麻末20g，黄酒、酱油、精盐、香油、陈醋各适量。

【制作】猪肉皮切碎，加水久煮，熬化时放入黑芝麻末、黄酒、酱油、精盐，装盆入冰箱成冻。食时用餐刀切成小块，淋上香油、陈醋即成。

【用法】当菜佐餐，随意食用。

【功效】滋补肝肾，升提血压。适用于肝肾阴虚型低血压。

69. 龙眼肉红包鸡

【原料】核桃仁100g，龙眼肉20g，嫩鸡肉400g，鸡蛋2个，香菜100g，火腿20g，玻璃纸10张，精盐、白糖、味精、胡椒粉、姜末、葱末各适量。

【制作】将玻璃纸平摆在案上，鸡肉去皮，切成1cm厚的片，加入适量的精盐、白糖、味精、胡椒粉，调拌腌制后，用淀粉、蛋清、清水调匀上浆，分摊在玻璃纸上，并加少许香菜、姜、葱细末和1片火腿。核桃仁用沸水泡后去皮，放在油锅中炸熟，与龙眼肉均切成细粒，撒在鸡肉片上，将玻璃纸分别折成长方形纸包，置于油锅中炸熟，捞出装盘。

【用法】当菜佐餐，随意食用。

【功效】补气养血，升提血压。适用于气血两虚型低血压。

70. 太白鸭子

【原料】新鲜老肥鸭1400g，猪瘦肉75g，龙眼肉20g，枸杞子25g，鸡蛋1个，料酒50ml，鲜汤1000ml，面粉、胡椒面、味精、姜块、葱节、精盐等各适量。

【制作】肥鸭洗净，入开水内煮至断生，捞出后放入蒸盆内，加姜块、葱节、枸杞子、龙眼肉、料酒、胡椒面、鲜汤及精盐，用绵纸封住盆口，用大火蒸至熟透。另用面粉、冷开水和面，反复揉匀后分成20个面团，擀成饺子皮。猪瘦肉剁成蓉，鸡蛋打匀，加入精盐、味精和清水拌制成馅，包成 20 个饺子，煮熟。揭去蒸鸭子盆上的湿绵纸，拣出姜、葱，加入味精，水饺围于鸭子四周即成。

【用法】当菜佐餐，随意食用。

【功效】滋补肝肾，升提血压。适用于肝肾阴虚型低血压。

71. 鲜莲子鸡丁

【原料】鸡脯肉、鲜莲子各 250g，玉兰片、水发香菇各 15g，熟火腿 10g，蛋清 2 个，清汤 100ml，熟猪油 100g，鸡油、料酒各 10g，调料适量。

【制作】鸡脯肉切丁，用蛋清和少许湿淀粉拌匀。把水发香菇、玉兰片、熟火腿切成菱形小块。鲜莲子用热水泡后去皮、心。鸡脯丁用热油滑至七成熟，滗去油，放入香菇、玉兰片、熟火腿等配料，加料酒、精盐后勾芡，淋上鸡油，倒入莲子翻炒两下，加入味精调味。

【用法】佐餐食用。

【功效】补气养血，升提血压。适用于气血两虚型低血压。

72. 山药肉麻丸

【原料】山药 50g，黑芝麻 50g，肥膘肉 400g，精盐 4g，白砂糖 100g，鸡蛋 3 个，湿淀粉少许，精制油 75ml。

【制作】山药切片，烘干后打成细末。黑芝麻炒香。肥膘肉洗净，在汤锅内煮熟，捞入凉水内泡一下，待冷后切成约 1cm 左右的丁，再入沸水内焯透，捞出冷却。鸡蛋搅匀，加入湿淀粉、山药末、精盐合匀成稠糊待用。肥膘肉丁装入碗内，加入调匀后的蛋糊上浆待用。炒锅置中火上，加入精制油烧至八成热时，用筷子将肥肉丁一个一个地放入锅内炸。糊凝起锅，掰去棱角，再重炸至色黄时，捞出沥油。炒锅重置火上，注清水少许，加入白砂糖，在小火上炒溶，不停地铲动，待糖汁成金黄色时，加入炸好的肉圆，锅离火，继续铲动，随即撒下芝麻，待芝麻都贴在肉上，倒入盘内晾凉即成。

【用法】当菜佐餐，随意食用。

【功效】滋补肝肾，升提血压。适用于肝肾阴虚型低血压。

73. 麻辣黄鳝

【原料】鲜活黄鳝500g，精制油200ml，花椒10g，芝麻10g，酱油5ml，白糖20g，精盐3g，味精1g，辣椒粉3g，糯米酒10ml。

【制作】将黄鳝宰杀后洗净血污，放沸水中略烫，捞出后刮去黏液，切成条，放入七成热的油中炸透，控净油。将花椒焙熟后碾成细粉。芝麻炒香。辣椒粉用七成热的精制油冲成红油。将炸好的鳝鱼放入容器，加红油、花椒粉、味精、白糖、酱油、芝麻、精盐、糯米酒，拌匀即成。

【用法】当菜佐餐，随意食用。

【功效】补气养血，升提血压。适用于气血两虚型低血压。

74. 大枣栗子焖鸡

【原料】大枣15枚，栗子150g，母鸡1只，精盐、味精、五香粉各适量。

【制作】将母鸡切成块，用大火煸炒，加入精盐，加入精盐、味精、五香粉，煮至八成熟，加入大枣、栗子，煮至鸡块熟烂即成。

【用法】当菜佐餐，随意食用。

【功效】补气养血，升提血压。适用于气血两虚型低血压。

75. 枸杞蒸仔母鸡

【原料】枸杞子15g，仔母鸡1只，精盐、味精各适量。

【制作】仔母鸡去毛、去内脏，洗净，先用沸水氽透，再将枸杞子装入鸡腹内，腹朝上置于盆内，加入清汤、精盐、味精，将盆盖好，湿纸封住盆口，大火煮1小时即成。

【用法】当菜佐餐，随意食用。

【功效】温补心肾，升提血压。适用于心肾阳虚型低血压。

76. 大枣炖羊心

【原料】羊心1个，大枣15枚，精盐、黄酒、葱段、生姜片、胡椒粉、味精、麻油各适量。

【制作】将羊心洗净，切成小块，放在砂锅中，加入黄酒、葱段、生姜片和清水适量，用大火烧开，加入大枣、精盐，改用小火慢炖，羊心、大枣熟烂后去葱段、生姜片，加入胡椒粉、味精调味，淋上麻油即成。

【用法】当菜佐餐，随意食用。

【功效】补气养血，升提血压。适用于气血两虚型低血压。

77. 龙眼肉猪心

【原料】龙眼肉 50g，猪心 1 个，生姜末、葱花、黄酒、白酱油、精卤、鲜汤各适量。

【制作】将龙眼肉冲洗干净。猪心对切，冲洗干净，改刀切成片。取蒸碗 1 个，放入猪心、龙眼肉、精盐、黄酒、白酱油、味精、葱花、生姜末，加入适量鲜汤，装入笼屉，蒸至熟烂即成。

【用法】当菜佐餐，随意食用。

【功效】补气养血，升提血压。适用于气血两虚型低血压。

78. 灵芝粉蒸肉饼

【原料】灵芝粉 3g，猪瘦肉末 100g，酱油、精盐各适量。

【制作】将灵芝粉、猪瘦肉末放入碗中，加酱油、精盐拌匀，入锅蒸熟即成。

【用法】当菜佐餐，随意食用。

【功效】补气养血，升提血压。适用于气血两虚型低血压。

79. 韭菜炒核桃仁

【原料】韭菜 200g，核桃仁 50g，麻油、精盐各适量。

【制作】核桃仁用开水浸泡后，去皮，沥干备用。韭菜择洗干净，切成寸段备用。麻油倒入砂锅，烧至七成热时，加入核桃仁，炸至焦黄，再加入韭菜、精盐，翻炒至熟。

【用法】当菜佐餐，随意食用。

【功效】温补心肾，升提血压。适用于心肾阳虚型低血压。

80. 茴香末腰子

【原料】猪腰子 1 只，小茴香 6g，卤汁适量。

【制作】将小茴香在热锅内略炒片刻，待脆后研成细末。将猪腰子撕去皮膜洗净，用尖刀从侧面划一条长约 3cm 的口子，再向里扩展成三角形，然后塞入茴香末，并用麻绳将开口处缠紧待用。将锅置中火上，倒入卤汁，调好味，放入猪腰煮沸后约 30 分钟即可起锅取出，解开绳子，将猪腰剖成两片，除去腰臊，切片装盘即成。

【用法】当菜佐餐，随意食用。

【功效】温补心肾，升提血压。适用于心肾阳虚型低血压。

81. 二花烤羊心

【原料】羊心 1 个，红花 6g，玫瑰花 5g，精盐适量。

【制作】羊心切片备用。玫瑰花捣烂取汁，放入小锅中，加清水略煮后取汁，加入精盐备用。羊心片穿在不锈钢烤钎上，蘸玫瑰花汁后，放火上翻烤，反复数次至羊心熟透即成。

【用法】当菜佐餐，随意食用。

【功效】温补心肾，升提血压。适用于心肾阳虚型低血压。

82. 蜜汁红莲

【原料】莲子 250g，大枣 10 枚，白糖 30g，蜂蜜 30g。

【制作】将莲子用温水浸泡后洗净。大枣洗净，剔去枣核。将莲子、大枣放入大蒸碗内，加少许水，装入笼屉，蒸至酥烂后取出。将汤汁滗入锅内，莲子、大枣装入汤盘中。将装有原汤汁的锅上火，加入白糖烧至溶化后，加入蜂蜜，收浓糖汁，浇在莲子、大枣上即成。

【用法】当甜点，随意食用。

【功效】补气养血，升提血压。适用于气血两虚型低血压。

83. 陈皮油煲鸡

【原料】陈皮 15g，嫩公鸡 1 只（约 1500g），生姜、葱各 10g，冰糖

20g，精制油、卤汁、花椒、精盐、味精各适量。

【制作】将嫩公鸡宰杀后洗净。陈皮切碎。葱、姜拍碎。锅内加适量清水，放入嫩公鸡，放入陈皮（一半）、姜、葱、花椒、精盐，煮至六成熟，捞出鸡晾凉。锅中倒入卤汁，上中火烧沸，将鸡放入卤汁内，用小火煮至鸡熟捞出，另用锅加入卤汁少许，放入冰糖、味精、精盐，收成汁、调好味，涂抹在鸡的表面。将锅置火上，倒入精制油，烧热后，炸酥陈皮，捞起切丝。油锅离火，将鸡倒提，用油反复淋烫，至颜色红亮为度。将鸡斩块后装盘内，并将炸好的陈皮丝撒在鸡肉上即成。

【用法】当菜佐餐，随意食用。

【功效】补中益气，升提血压。适用于中气不足型低血压。

84. 杏子羹

【原料】杏子 150g，玉米粉 100g，白糖 20g，桂皮适量。

【制作】将杏子洗净，去皮除核，将一半放入开水锅中稍煮，待煮熟后同汤一起过滤，制成杏泥。将另一半杏子切成丁，放入杏泥中，加入白糖、桂皮煮熟，用玉米粉调节浓度，微沸后取出，冷后放入冰箱，即成。

【用法】早、晚分食。

【功效】祛湿化痰，升提血压。适用于中气不足型低血压。

85. 豆豉猪心

【原料】猪心 500g，豆豉 30g，葱、姜、酱油、面酱、麻油各适量。

【制作】将猪心洗净，切片，与豆豉、葱、姜、酱油、面酱同入锅中，加适量水，小火煨炖至猪心熟烂，淋入麻油即成。

【用法】当菜佐餐，随意食用。

【功效】补气养血，升提血压。适用于气血两虚型低血压。

86. 蜂花粉蜜酒

【原料】蜂花粉 50g，优质白酒 500ml，蜂蜜 40g，柠檬酸 0.2g。

【制作】取蜂花粉在电冰箱内放 24 小时以上，若能放入 -20℃ 的低温冰箱则更好。取将优质白酒内兑入开水 400ml 加热至约 80℃，然后将花粉放入酒水中，用力搅拌，待冷却后加入柠檬酸、蜂蜜，继续搅拌 10 分钟，静置 24 小时以上，将上清液倒入另外的容器中，然后装瓶即成。

【用法】当饮料服用，每日饮用 2 次，每次服 20ml，也可加温开水冲服。

【功效】益气养阴，升提血压。适用于气阴两虚型低血压。

87. 猪肉蚝豉汤

【原料】猪瘦肉 100g，蚝豉 50g，精盐适量。

【制作】将蚝豉用水浸洗，猪瘦肉加水洗净切成块，一同入锅，加适量的水，炖汤至熟，加精盐调味，饮汤吃肉及蚝豉。具有滋阴养血、润燥的功效，适用于虚烦失眠、虚火牙痛、口舌黏膜糜烂等。

【用法】当汤佐餐，随意食用。

【功效】温补心肾，升提血压。适用于心肾阳虚型低血压。

88. 龙眼肉大枣汤

【原料】龙眼肉 10 枚，大枣 12 枚。

【制作】将龙眼肉与洗净的大枣同入锅中，加适量水，大火煮沸，改小火炖 30 分钟即成。

【用法】上、下午分食。

【功效】补气养血，升提血压。适用于气血两虚型低血压。

89. 龙眼肉二子汤

【原料】龙眼肉 30g，枸杞子 15g，桑葚子 15g。

【制作】将龙眼肉、枸杞子、桑葚子洗净，同入锅中，加适量水，煎煮 30 分钟即成。

【用法】上、下午分食。

【功效】滋补肝肾，升提血压。适用于肝肾阴虚型低血压。

90. 大枣莲子汤

【原料】莲子 50g，大枣 10 枚，白糖适量。

【制作】莲子用开水泡涨，剥去外衣，入锅，加适量水，大火煮沸，改小火慢炖1小时，放入大枣、白糖，煮至莲子酥烂即成。

【用法】上、下午分食。

【功效】补气养血，升提血压。适用于气血两虚型低血压。

91. 冬瓜苡仁汤

【原料】冬瓜（连皮）500g，薏苡仁30g，精盐适量。

【制作】将薏苡仁用清水浸泡20分钟，冬瓜洗净，连皮切成块状，同放砂锅内，加适量清水，煮至薏苡仁熟烂，加入精盐，即成。

【用法】上、下午分食。

【功效】祛湿化痰，升提血压。适用于中气不足型低血压。

92. 黑豆龙眼肉大枣汤

【原料】黑豆50g，龙眼肉15g，大枣10枚。

【制作】将黑豆、大枣洗净，与洗净的龙眼肉同入锅中，加适量水，煎煮30分钟即成。

【用法】早、晚分食。

【功效】补气养血，升提血压。适用于气血两虚型低血压。

93. 百合枣龟汤

【原料】龟肉60g，百合30g，大枣10枚。

【制作】将龟肉切块，大枣去核，与洗净的百合同入锅中，加适量水，共煮至龟肉熟烂即成。

【用法】当汤佐餐，随意食用。

【功效】滋补肝肾，升提血压。适用于肝肾阴虚型低血压。

第 6 章

慢性低血压病的药膳验方

中国药膳源远流长，是中华文化的瑰宝，是传统医学和饮食文化共同孕育的奇葩。因其独特的风味、确切的功效，既是餐桌上的美味佳肴，又具有保健康复、治疗益寿的功能，历来受到群众的欢迎，已引起世界的重视。药膳对慢性低血压有独特的奇效。现将其药膳验方介绍如下。

1. 桑葚茶

【原料】鲜紫桑葚子 60g，冰糖适量。

【制作】将桑葚子用水浸泡片刻，然后加水 1000ml，用旺火烧开后转用小火，加入冰糖即成。

【用法】代茶，频频饮用。

【功效】滋补肝肾，升提血压。适用于肝肾阴虚型低血压。

2. 龙眼肉洋参茶

【原料】龙眼肉 30g，西洋参 3g，白糖适量。

【制作】将西洋参浸润切片。龙眼肉去杂质洗净，放入盆内，加入白糖，再加适量水，置沸水锅中蒸 40 分钟。

【用法】代茶，频频饮用，每日 1 剂。

【功效】益气养阴，升提血压。适用于气阴两虚型低血压。

3. 枸杞子红糖茶

【原料】宁夏枸杞子 30 粒，红糖 20g。

【制作】将枸杞子拣净后，取 15 粒放入一般盐水瓶中，加沸水 400ml 冲泡，加红糖 10g，盖紧瓶口，充分摇匀，即可饮用。

【用法】当茶，频频饮用。

【功效】滋补肝肾，升提血压。适用于肝肾阴虚型低血压。

4. 淫羊藿茶

【原料】淫羊藿 10g，红茶 10g。

【制作】将淫羊藿拣去杂质，切碎，与红茶同入杯中，用沸水冲泡后，加盖焖 5 分钟即成。

【用法】代茶，频频饮用，可冲泡 3 ~ 5 次。

【功效】温补心肾，升提血压。适用于心肾阳虚型低血压。

5. 葡萄干枸杞子茶

【原料】葡萄干 30g，枸杞子 15g。

【制作】将葡萄干、枸杞子洗净，晒干或烘干，同放入杯中，用刚煮沸的水冲泡，加盖闷 15 分钟即成。

【用法】代茶，频频饮用，可冲泡 3 ~ 5 次，将葡萄干、枸杞子一道嚼食咽下。

【功效】滋补肝肾，升提血压。适用于肝肾阴虚型低血压。

6. 黄芪枳壳大枣茶

【原料】黄芪 30g，枳壳 30g，大枣 30g，白糖适量。

【制作】将黄芪、枳壳、大枣放入锅中，加入前浓汁，去渣取汁，调入白糖代茶饮。

【用法】代茶，频频饮用。

【功效】补中益气，升提血压。适用于中气不足型低血压。

7. 南瓜大枣粥

【原料】南瓜 250g，小米 50g，大枣 10 枚，红糖适量。

【制作】将南瓜、大枣洗净，与淘洗干净的小火同入锅中，加水适量，大火煮沸改小火煮成稠粥，用红糖少许调味即成。

【用法】早、晚分食。

【功效】补气养血，升提血压。适用于气血两虚型低血压。

8. 党参黄芪粥

【原料】党参 15g，炙黄芪 30g，糯米 100g，白糖适量。

【制作】将党参、黄芪切成薄片，用冷水浸泡半小时，入砂锅煎沸，后改小火煎成浓液，取汁，再加冷水如去法煎取 1 次，去渣取汁。合并两次煎液，与淘洗干净的糯米一同煮成粥，食时加白糖调味。

【用法】早、晚分食。

【功效】补中益气，升提血压。适用于中气不足型低血压。

9. 黑豆首乌补血汁

【原料】黑豆 100g，制何首乌 100g，蜂蜜 100g。

【制作】将黑豆、制何首乌一起放入砂锅内，加水适量，炖成稠汁，去渣，再加入蜂蜜兑匀即成。

【用法】每日分 2 次温服。

【功效】滋补肝肾，升提血压。适用于肝肾阴虚型低血压。

10. 白参莲子粥

【原料】白参 3g，莲子 10 枚（去心），冰糖 30g，粳米 100g。

【制作】将白人参、莲子同粳米同煮为粥，待熟，入冰糖溶化，搅匀即成。

【用法】早、晚分食。

【功效】补中益气，升提血压。适用于中气不足型低血压。

11. 番茄枸杞子粥

【原料】新鲜成熟番茄 150g，枸杞子 10g，生姜 5g，粟米 100g。

【制作】将生姜拣去杂，洗净，切成片，晒干或烘干，研成细末，备用。将番茄外表皮用清水反复洗净，连皮切碎，剁成番茄糊，盛入碗中，待用。将粟米淘洗干净，放入砂锅，加水适量，大火煮沸后，改用小火煨煮 30 分钟，调入番茄糊、枸杞子、生姜细末，拌匀，继续用小火煨煮至粟米酥烂即成。

【用法】早、晚分服。

【功效】滋补肝肾，升提血压。适用于肝肾阴虚型低血压。

12. 核桃仁大枣枳实粥

【原料】芡实粉 30g，核桃仁 15g，大枣 6 枚，白糖适量。

【制作】将芡实粉用凉开水打糊，放入沸水中搅拌，再加入核桃仁、大枣肉，煮熟成糊，加白糖调味。

【用法】早、晚分食。

【功效】温补心肾，升提血压。适用于心肾阳虚型低血压。

13. 黄芪阿胶粥

【原料】黄芪 30g，阿胶 30g，糯米 100g，红糖 20g。

【制作】将阿胶块捣碎，放入铁锅中，炒至黄色，再研为细末，备用；把黄芪洗净，切片，入锅，加水适量，煎煮成稠汁，与淘净的糯米同入锅中，加水煮成稠粥，粥将成时，加入阿胶粉和红糖，再煮二沸即成。

【用法】早、晚分食。

【功效】补中益气，升提血压。适用于中气不足型低血压。

14. 参茸酒

【原料】吉林参 30g，鹿茸片 10g，米酒 1000g。

【制作】将吉林参洗净，用竹刀切成段（忌用铁器），与鹿茸片同入米酒瓶中，加盖密封 15 天便可开始饮用。

【用法】早、晚各饮 20ml。

【功效】温补心肾，升提血压。适用于心肾阳虚型低血压。

15. 淫羊藿酒

【原料】淫羊藿 100g，白酒 500g。

【制作】将淫羊藿切成约 3.3cm 的药料，装入盛有白酒的瓶，盖紧瓶塞，密封。每天摇动数次，促使药物溶解。7 天后即可饮用。

【用法】每天空腹服 20ml。

【功效】温补心肾，升提血压。适用于心肾阳虚型低血压。

16. 灵芝酒

【原料】灵芝 100g，党参 50g，冰糖 250g，低度白酒 1500ml。

【制作】将灵芝、党参洗净，晒干或烘干，切成片，放入酒坛，加入低度白酒、冰糖，密封坛口，每天振摇 1 次，15 天后启封坛口，充分搅拌均匀即可饮用。

【用法】每日 2 次，每次 1 小盅（约 15ml）。

【功效】补气养血，升提血压。适用于气血两虚型低血压。

17. 鹿茸酒

【原料】鹿茸 5g，山药 15g，白酒 600ml。

【制作】将鹿茸、山药分别洗净后沥干，置容器中，加入白酒，密封，浸泡 7 天即成。早晚各 15ml（1 小盅）。具有补肾阳、益精血、强筋骨、安心神的功效。适用于失眠、勃起功能障碍、腰膝酸软等。

【用法】每日 2 次，每次 1 小盅。

【功效】温补心肾，升提血压。适用于心肾阳虚型低血压。

18. 首乌大枣粥

【原料】制何首乌 50g，大枣 3 枚，冰糖 30g，粳米 100g。

【制作】将制何首乌以砂锅煎取浓汁，去渣，与淘洗干净的粳米、大枣一同入锅，加适量的水，用旺火烧开后转用小火熬煮成稀粥。

【用法】每日服 1 剂，分次食用。

【功效】滋补肝肾，升提血压。适用于肝肾阴虚型低血压。

19. 莲枣山药粳米粥

【原料】莲子 20g，大枣 10 枚，山药 25g，糯米 50g，白糖适量。

【制作】将莲子、山药、大枣及糯米一同放入锅内，加水煮粥，临熟时加入白糖，调匀即可。

【用法】早、晚分食。

【功效】补气养血，升提血压。适用于气血两虚型低血压。

20. 芝麻桑葚粥

【原料】取黑芝麻 60g，桑葚 60g，粳米 50g，白糖 10g。

【制作】将前 3 味淘洗干净后一同捣碎，再放入砂锅中，加水 1000g，用旺火烧开后转用小火熬煮成稀糊状，加入白糖调味。

【用法】早、晚分食。

【功效】滋补肝肾，升提血压。适用于肝肾阴虚型低血压。

21. 白参黄芪粥

【原料】白参 3g，黄芪 10g，白术 10g，甘草 2g，粳米 100g，白糖适量。

【制作】将白参洗净切片，与黄芪、白术、甘草同煎取汁、去渣后与淘洗干净的粳米、白糖共煮成稠粥即成。

【用法】早、晚分食。

【功效】补中益气，升提血压。适用于中气不足型低血压。

22. 白参附片粥

【原料】白参粉 4g，制附片 6g，粳米 100g。

【制作】将制附片浓煎取汁，与淘净粳米同入锅中，加水适量，文火煮成稠粥，粥将成时，兑入白参粉，调匀即成。

【用法】早、晚 2 次分食。

【功效】温补心肾，升提血压。适用于心肾阳虚型低血压。

23. 鹿角胶粥

【原料】鹿角胶 20g，生姜 3 片，粳米 100g。

【制作】将淘洗干净的粳米入锅，加水 1000ml，用旺火烧开后加入鹿角胶和生姜，再转用小火熬煮成稀粥。

【用法】早、晚分食。

【功效】温补心肾，升提血压。适用于心肾阳虚型低血压。

24. 虫草瘦肉粥

【原料】蛹虫草 10g，瘦猪肉 50g，小米 100g。

【制作】将蛹虫草用布包好。猪肉切成细片。将药袋与小米、猪肉同煮粥，粥熟，取同药物，喝粥吃肉。

【用法】早、晚分食。

【功效】温补心肾，升提血压。适用于心肾阳虚型低血压。

25. 归芪鸡粥

【原料】黄芪 30g，当归 15g，母鸡肉 250g，粳米 200g，麻油、精盐各适量。

【制作】将黄芪、当归加水煎取药汁，与母鸡肉及淘洗干净的粳米一同入锅，加水适量，用大火烧开，转用小火熬煮成稀粥，加麻油、精盐调味即成。

【用法】早、晚分食。

【功效】补气养血，升提血压。适用于气血两虚型低血压。

26. 三黄粥

【原料】黄芪 30g，熟地黄 30g，黄母鸡 1 只，粳米 100g。

【制作】将黄母鸡去羽毛及内脏，洗净，与黄芪、熟地黄共煮，煮至极熟，去药渣，去鸡骨，取汁及肉和米煮成粥，放入调料调味即成。

【用法】早、晚分食。

【功效】补气养血，升提血压。适用于气血两虚型低血压。

27. 锁阳羊肉粥

【原料】锁阳 20g，羊肉 150g，粳米 100g。

【制作】将羊肉洗净，切细；锁阳洗净，切片，浓煎后去渣取汁，与羊肉、粳米同煮成稠粥，肉烂粥成后兑入精盐、味精、麻油少量即成。

【用法】早、晚分食。

【功效】温补心肾，升提血压。适用于心肾阳虚型低血压。

28. 大枣黄芪粥

【原料】大枣 10 枚，黄芪 16g，糯米 50g。

【制作】将黄芪用清水煮，去渣，汤汁与大枣、糯米同煮。

【用法】早、晚分食，连服 2 个月。

【功效】温补心肾，升提血压。适用于心肾阳虚型低血压。

29. 桑葚枸杞子粥

【原料】桑葚 30g，枸杞子 15g，冰糖 20g，粳米 100g。

【制作】将桑葚洗净，用清水浸泡 20 分钟。粳米淘洗干净，与桑葚同入锅中，加适量水，先用大火烧沸，再用小火煮成稠粥，粥将成时放入冰糖，待冰糖溶化即成。

【用法】早、晚分食。

【功效】滋补肝肾，升提血压。适用于肝肾阴虚型低血压。

30. 灵芝花生粥

【原料】灵芝 20g，花生仁 50g，粳米 100g，精盐适量。

【制作】灵芝用清水洗净，切成小块；花生仁、粳米洗净。锅内加清水 1000ml，下粳米、灵芝、花生仁，大火烧沸，小火煮烂，表面浮现粥油时，下精盐调味即成。

【用法】当主食食用，每日 1 剂。

【功效】补中益气，升提血压。适用于中气不足型低血压。

31. 枸杞子海鲜饭

【原料】枸杞子 25g，糯米 500g，干贝 5 只，大虾 10 只，火腿肉 50g。

【制作】将枸杞子用凉水泡软。糯米用凉水浸泡 3 小时。将枸杞子、糯米洗净待用。干贝、大虾分别用水洗净，加工成粒状，煮熟。枸杞子与糯米煮熟后，拌入火腿肉、干贝、虾粒再焖 15 分钟。

【用法】当主食食用。

【功效】滋补肝肾，升提血压。适用于肝肾阴虚型低血压。

32. 阿胶黄芪饭

【原料】阿胶 10g，黄芪 6g，粳米 200g，白糖 50g。

【制作】将阿胶用水烊化。黄芪加水煎取药汁，加白糖，倒入淘净的粳米与阿胶，酌加适量水，煮成熟饭即成。

【用法】当主食，随意食用。

【功效】补气养血，升提血压。适用于气血两虚型低血压。

33. 归芪龙眼肉饭

【原料】当归、黄芪 30g，龙眼肉 30g，粳米 250g。

【制作】将当归、黄芪洗净，切片，入锅加水，浓煎取汁，备用；粳米淘洗干净，与龙眼肉、归芪汁同入锅中，加水适量，煮成干饭。

【用法】当主食，随意食用。

【功效】补气养血，升提血压。适用于气血两虚型低血压。

34. 参叶米饭

【原料】园参叶 15g，大枣 20 枚，粳米 250g，白糖 25g。

【制作】将园参叶、大枣洗净，入锅，加水煎煮 30 分钟，去参叶及大枣，留煎汁。粳米淘净入锅，加参枣煎汁及适量清水烧开，再将大枣去核，与白糖同时放入锅中，煮成米饭。

【用法】当主食，随意食用。

【功效】补气养血，升提血压。适用于气血两虚型低血压。

35. 大枣猕猴桃饭

【原料】大枣 50g，猕猴桃 80g，粳米 250g。

【制作】将猕猴桃与大枣加水 1000ml，煎煮至约 500ml，加入淘净的粳米，用电饭煲煮至近熟时，把猕猴桃与大枣摆放在米饭的表层上，再煮熟即成。

【用法】当主食食用。

【功效】补中益气，升提血压。适用于中气不足型低血压。

36. 党参核桃粉

【原料】党参 100g，核桃仁 100g。

【制作】将党参、核桃仁共研成细末，拌匀即成。

【用法】每次 10g，每日 2 次，温开水送服。

【功效】温补心肾，升提血压。适用于心肾阳虚型低血压。

37. 核桃仁芝麻糊

【原料】核桃仁 100 ~ 150g，芝麻 100 ~ 150g，白糖适量。

【制作】核桃仁用食油炸酥；黑芝麻炒熟，加白糖适量，混合研磨，使成糊状。

【用法】于 1 ~ 2 天内分次服完。

【功效】滋补肝肾，升提血压。适用于肝肾阴虚型低血压。

38. 芝麻肝饼

【原料】猪肝 200g，肥猪肉 50g，鲜虾仁 80g，鸡蛋 2 个，奶油 100g，葱白 3g，花椒 3g，淀粉、味精、精盐、黄酒、芝麻、植物油各适量。

【制作】将猪肝洗净切成黄豆粒大小的丁，放碗中。肥猪肉和鲜虾仁一起斩成蓉，与肝丁一起加 1 个鸡蛋，以及各适量淀粉、味精、精盐、黄酒，拌匀成肝泥，分成 20 份。将奶油用刀碾碎，加入葱白末和花椒粉，以及适量的精盐和味精，分成 20 份，做成小球状，将 20 个奶油球分别包入肝泥中成团。取 1 只碗，打入 1 个鸡蛋，搅匀后放入肝丁，挂糊，再黏上一层芝麻，然后压成饼状。再在五成热的油锅中炸至外表金黄时起锅，沥油后装盘即成。

【用法】当菜佐餐，随意食用。

【功效】滋补肝肾，升提血压。适用于肝肾阴虚型低血压。

39. 绞股蓝炖龟肉

【原料】绞股蓝 20g，乌龟 1 只（约 200g），黄酒、葱花、生姜末、精盐、味精各适量。

【制作】将乌龟宰杀，去头、爪和内脏，洗净。将绞股蓝拣去杂质，洗净，切段后放入纱布袋中，扎口，与乌龟同放入砂锅，加适量水，用旺火煮沸，加黄酒、葱花、生姜末，改用小火煨炖 1 小时，待龟肉熟烂，加精盐、味精，调和均匀即成。

【用法】当菜佐餐，随意食用。

【功效】滋补肝肾，升提血压。适用于肝肾阴虚型低血压。

40. 五味子烧鲈鱼

【原料】鲈鱼1条（重约800g），五味子15g，精盐、黄酒、胡椒粉、葱段、生姜片、猪油各适量。

【制作】将五味子去杂洗净，鲈鱼去鳞、鳃、内脏后洗净，放入油锅煎至金黄色，再放入黄酒、精盐、葱段、生姜片、五味子和适量清水，旺火烧沸后改用小火炖至鱼肉熟烂，再用旺火收浓汤汁，拣去葱、生姜，用胡椒粉调味即成。

【用法】当菜佐餐，随意食用。

【功效】滋补肝肾，升提血压。适用于肝肾阴虚型低血压。

41. 清蒸参芪鸡

【原料】白参3g，黄芪10g，母鸡1只，火腿10g，水发玉兰片10g，水发香菇15g，精盐、味精、葱、生姜、鲜汤各适量。

【制作】将母鸡宰杀，褪毛，洗净放入开水锅里烫一下，用凉水洗净。将火腿、玉兰片、香菇、葱、生姜均切片。将白参、黄芪用开水泡开，上笼蒸30分钟，取出。将母鸡放在盆内，放入白参、黄芪、火腿、玉兰片、香菇、葱、生姜、精盐、黄酒、味精，添入鲜汤（淹没过鸡），上笼，用大火蒸至烂熟。将蒸熟的鸡放在大碗内，除去黄芪片，将白参切碎，与火腿、玉兰片、香菇及葱、生姜一起摆在鸡肉上，将蒸鸡的汤倒在锅里，置火上烧开，去沫，调好口味，浇在鸡肉上即成。

【用法】当菜佐餐，随意食用。

【功效】补中益气，升提血压。适用于中气不足型低血压。

42. 附片蒸羊肉

【原料】鲜羊肉1000g，制附片15g，葱段、生姜、黄酒、鲜汤、精盐、熟猪油、味精、胡椒粉各适量。

【制作】将羊肉洗净，整块随冷水下锅煮熟，捞以切块，放入盆内，加入附片、黄酒、熟猪油、葱段、生姜片、鲜汤、精盐，笼蒸 3 小时，食用时撒入葱花、味精、胡椒粉。

【用法】当菜佐餐，随意食用。

【功效】益气养阴，升提血压。适用于气阴两虚型低血压。

43. 清蒸石斛鸡

【原料】净母鸡 1 只（约重 1000g），石斛 40g，水发香菇 30g，玉兰片 30g，火腿肉 20g。

【制作】石斛洗净，切成半寸长的段；将母鸡爪剁去，剖开背部，抽去头颈骨（留皮）。把鸡下沸水锅氽一下，取出洗净血秽。鸡腹向上放在汤碗内，加入清汤、料酒、精盐、味精，鸡面上放上香菇、笋片、火腿片，上笼蒸至六成熟时，放入石斛，继续蒸至鸡酥肉烂，装汤碗即成。

【用法】当菜佐餐，随意食用。

【功效】益气养阴，升提血压。适用于气阴两虚型低血压。

44. 玉竹炖鸭

【原料】鸭子 1 只（约重 2000g），玉竹 30g，罐头菠萝半瓶（约重 200g），鸡汤 750ml。

【制作】先将玉竹洗净，切片，入锅加水适量，浓煎取汁 40ml；将鸭子从背部剖开，洗净，去内脏，放入盆中，加精盐、料酒、生姜片等调料，上蒸屉蒸 1.5 小时，捞出放入底部带有竹箅的锅里，将鸭脯向上，加入原汤和菠萝（部分）、料酒、精盐、白糖、鸡汤、玉生浓汁，上火蒸 30 分钟。然后把鸭子连竹箅一起捞出，鸭脯向上翻扣在盘中。原汤加鸡油、淀粉勾成汁，浇在鸭子上，最后用剩余的罐头菠萝块围边即成。

【用法】当菜佐餐，随意食用。

【功效】益气养阴，升提血压。适用于气阴两虚型低血压。

45. 鹿茸炖乌骨鸡

【原料】乌骨鸡 250g，鹿茸 3g，怀山药 30g。

【制作】将鹿茸、怀山药洗净；乌骨鸡去皮，洗净切块，放至滚水中煮 5 分钟，取出过冷水。把全部用料放入炖盅内，加开水适量，盖好盅盖，隔滚水小火炖 2 ~ 3 小时即成。趁热食用。

【用法】当菜佐餐，随意食用。

【功效】温补心肾，升提血压。适用于心肾阳虚型低血压。

46. 大枣栗子焖鸡

【原料】大枣 15 枚，栗子 150g，鸡 1 只。

【制作】将鸡宰杀，去毛及内脏切成块，大火煸炒，后加佐料，煮至八成熟，加入大枣、栗子焖食之。

【用法】当菜佐餐，随意食用。

【功效】补气养血，升提血压。适用于气血两虚型低血压。

47. 归参鸭

【原料】净鸭 1 只（约重 1500g），白参 3g，当归 10g，大枣 10 枚。

【制作】将白参、当归洗净，切成薄片；大枣洗净，去核；将净鸭剁去脚，把酱油与料酒混合后，搽在鸭的表皮和腹内，放置 2 ~ 3 小时，将人参片、当归片、大枣填入鸭腹内，把鸭子放在大海碗内，加入清汤，上屉蒸 2 ~ 3 小时，鸭肉熟烂后，拣去当归片即成。

【用法】当菜佐餐，随意食用。

【功效】补气养血，升提血压。适用于气血两虚型低血压。

48. 杞子山药蒸鸡

【原料】枸杞子 30g，怀山药 30g，净母鸡 1 只。

【制作】净鸡去爪，剖开背脊，去内脏，下开水锅余一下，把鸡腹向上放在汤碗内，加入精盐、料酒、味精、清汤、山药片、枸杞子，以及香菇、笋片、火腿片等辅料，上笼蒸 2 小时，至鸡肉酥烂，即可装盘。

【用法】当菜佐餐，随意食用。

【功效】益气养阴，升提血压。适用于气阴两虚型低血压。

49. 黑豆烩蛤蜊

【原料】蛤蜊肉 500g，黑豆 100g。

【制作】蛤蜊肉用清水反复清洗后，加点盐搓一搓，以去细沙。炒锅内放豆油，烧八成热，放入姜丝、辣椒末略炒，加酱油，用中火烧开；放入蛤蜊肉、泡发的黑豆、蒜及味精，盖上炒锅盖，焖煮 15 分钟，待蛤蜊肉及黑豆熟烂后，放入青葱末略炒几下，即可装盘。

【用法】当菜佐餐，随意食用。

【功效】益气养阴，升提血压。适用于气阴两虚型低血压。

50. 五香牛肉巴

【原料】黄牛后腿肉 500g，植物油 500ml（实耗约 75g），精盐 5g，酱油 10ml，白糖 20g，味精 2g，小苏打 3g，黄酒 5ml，桂皮、丁香、大茴香、陈皮、甘草、良姜、白醋、柠檬、生姜丝、蒜蓉各适量。

【制作】将桂皮、丁香、大茴香、小茴香、陈皮、甘草、良姜等香料加适量水用小火慢熬 1 小时，成香汤。牛肉洗净剔除肉筋，横向切成长 8cm、宽 4cm、厚 0.2cm 的大片。切好的牛肉片用黄酒、精盐、酱油、小苏打拌匀，腌制约 2 小时取出，将牛肉一块块铺平在簸箕上，放在太阳下摊晒至七八成干。炒锅上火，放油烧至五成热，将晒好的牛肉过油至略韧脆捞出。炒锅另加油 100g，下蒜蓉、生姜丝爆香，加入牛肉和事先熬好的香汤，再加入精盐、白糖、味精、白醋、柠檬煮成的汁，用小火煮约 1 个半小时，至汁全部收干（中间揭盖翻炒几次，以防焦底）起锅，滤清余油，拣去姜蒜等小料即成。食用时改刀切成（或用剪刀剪成）菱形块上桌。

【用法】当菜佐餐，随意食用。

【功效】补中益气，升提血压。适用于中气不足型低血压。

51. 黄精鳝片

【原料】鳝鱼肉 250g，黄精 30g，枸杞子 15g，黄酒、精盐、味精、葱段、生姜片、植物油各适量。

【制作】鳝鱼去肠、骨，洗净切成片。黄精洗净，放入锅中，加适量的清水，煎取汁液。枸杞子洗净。炒锅上火，放油烧热，下葱、生姜煸香，加入鳝鱼片煸炒，加黄酒、枸杞子、黄精汁、精盐、味精，煸炒至熟即成。

【用法】当菜佐餐，随意食用。

【功效】补气养血，升提血压。适用于气血两虚型低血压。

52. 余人参蛤士蟆油

【原料】人参 2g，蛤士蟆油 3g，鸡里脊肉 125g，猪肉 40g，鸡蛋清 1 个，熟火腿 5g，口蘑 10g，水发海参 10g，水烫油菜 5g，冬笋 5g。

【制作】将鸡肉、猪肉剁成肉泥，加入鸡蛋清、蛤士蟆油搅匀，徐徐入水焯熟，去浮沫，再加人参（切成小片）、海参、油菜、口蘑、冬笋、白糖、花椒水、黄酒、麻油煮沸即成。

【用法】当菜佐餐，随意食用。

【功效】温补心肾，升提血压。适用于心肾阳虚型低血压。

53. 鹿茸香菇菜心

【原料】鹿茸片 2g，水发香菇 200g，青菜心 300g，玉兰片 50g，白酒 20ml，黄酒、猪油、味精、精盐、鲜汤、生姜末、湿淀粉各适量。

【制作】将鹿茸放入白酒浸泡。玉兰片泡发。炒锅上火，放入猪油烧热，放入生姜末略炸，再将香菇、青菜心下锅煸炒，加入味精、黄酒、精盐、鲜汤和浸泡鹿茸的酒汁，翻炒匀收汁，汁浓时投入玉兰片，用湿淀粉勾芡即成。

【用法】当菜佐餐，随意食用。

【功效】温补心肾，升提血压。适用于心肾阳虚型低血压。

54. 姜附狗肉

【原料】净狗肉 1000g，熟附片 15g，生姜 150g，蒜蓉 5g，精盐适量。

【制作】将狗肉洗净切成小块，沸水中焯一下，捞出沥干。熟附片放入砂锅内，先煎熬2小时，然后将狗肉、大蒜、生姜放入，加适量水炖煮，直至狗肉熟烂，加精盐调味即成。

【用法】当菜佐餐，随意食用。

【功效】温补心肾，升提血压。适用于心肾阳虚型低血压。

55. 黄芪枳壳鲫鱼

【原料】黄芪15g，炒枳壳2只，鲫鱼500g，生姜15g，葱10g，黄酒30ml，精盐2g，味精1g，猪油70g，胡椒粉2g，精醋4g，白糖5g，酱油6g。

【制作】将鲫鱼去鳞，剖腹去内脏，两面各剞四刀，用水洗净。生姜洗净切成片。葱洗净切碎。黄芪、炒枳壳洗净用纱布包好。将药包置砂锅内，注入清水，熬2次，每次15分钟，收药液待用。炒锅上火，放油烧至六成热，下葱花、生姜片，炒去香味，放鲫鱼、酱油、精盐、胡椒粉、醋、黄酒、白糖，注入清水约500ml，再下药液，中火烧开，改用小火慢烧至鱼肉熟透时，加味精调味，收汁装盘即成。

【用法】当菜佐餐，随意食用。

【功效】补中益气，升提血压。适用于中气不足型低血压。

56. 清蒸参苓白玉兔

【原料】小兔1只，龙眼肉15g，白参2g，茯苓5g，熟青菜叶、麻油、五香调料各适量。

【制作】将小兔除去皮毛洗净，去内脏。将龙眼肉清除杂质，白参切细末，茯苓研成细粉，加入五香调料，一同装入兔腹内，加入适量清水蒸熟，装入盘内，淋上适量麻油，四周配以碧绿的熟青菜叶即成。

【用法】当菜佐餐，随意食用。

【功效】补气养血，升提血压。适用于气血两虚型低血压。

57. 白参龟鹿大补鸡

【原料】母鸡1只，白参3g，龟胶、鹿胶、枸杞子各10g，黄酒、冰糖各适量。

【制作】将鸡去毛洗净，剖腹去肠，保留心、肝，放砂锅内，先大火后小火炖至鸡烂熟，去掉鸡骨。将白参切细末，枸杞捣细如泥，与龟胶、鹿胶搅拌在一起，再加入适量黄酒、冰糖，同鸡共炖至糊状即成。

【用法】当菜佐餐，随意食用。

【功效】温补心肾，升提血压。适用于心肾阳虚型低血压。

58. 参芪鳝鱼片

【原料】人参5g，黄芪15g，当归6g，鳝鱼500g，生姜、五香调料各适量。

【制作】鳝鱼洗净切片。将人参、黄芪、当归一同加适量水，煎浓汁。有煎汁炒焖鳝鱼，加生姜、五香调料炒至熟即成。

【用法】当菜佐餐，随意食用。

【功效】补气养血，升提血压。适用于气血两虚型低血压。

59. 参芪烩狗肉

【原料】生黄芪30g，大枣10枚（去核），黄狗肉500g，黄酒、精盐、生姜、酱油、味精、大茴香各适量。

【制作】将狗肉洗净，切成小块。黄芪煎汁去渣。大枣洗净。将狗肉块、大枣放入砂锅，倒入黄芪汁和适量清水，加入黄酒、精盐、生姜、酱油、味精、大茴香，用大火烧沸，转用小火炖至熟烂即成。

【用法】当菜佐餐，随意食用。

【功效】温补心肾，升提血压。适用于心肾阳虚型低血压。

60. 枸杞鹿茸炖鲍鱼

【原料】新鲜鲍鱼1只，枸杞子30g，鹿茸片3g，大枣4枚，生姜2片，精盐适量。

【制作】将鲍鱼去壳，去掉污秽粘连部分，洗净切成片状。大枣洗净去核。枸杞子、鹿茸、生姜分别洗净，与鲍鱼、大枣一同放入炖盅内，加入凉开水适量，盖上炖盅盖，放入锅内，隔水炖 4 小时左右，终入精盐调味即成。

【用法】当菜佐餐，随意食用。

【功效】温补心肾，升提血压。适用于心肾阳虚型低血压。

61. 鹿茸鸡蛋

【原料】鹿茸 0.3g，鸡蛋 1 个。

【制作】将鹿茸研成细末，再将鸡蛋顶端锥一个小孔，灌入鹿茸末，用纸将小孔封固，放在笼屉上蒸熟。

【用法】当菜佐餐，随意食用。

【功效】温补心肾，升提血压。适用于心肾阳虚型低血压。

62. 清蒸虫草白花鸽

【原料】白花鸽 2 只（约重 250g），冬虫夏草 2g，水发香菇、笋片、火腿片各 15g，料酒、精盐、味精、清汤各适量。

【制作】将鸽子宰杀，去除毛及内脏，洗净，开水氽后取出，放在汤碗内，加入冬虫夏草、香菇、笋片及料酒、味精、精盐、清汤，把火腿片铺在鸽子上，小火蒸 2 小时即成。

【用法】早、晚分食。

【功效】滋补肝肾，升提血压。适用于肝肾阴虚型低血压。

63. 二仁炖猪脊髓

【原料】核桃仁 30g，益智仁 15g，猪脊髓 100g，调料适量。

【制作】将猪脊髓洗净，蒸熟。核桃仁去皮、洗净，与益智、猪脊髓一起放入瓦罐内，盖好，隔水炖熟。

【用法】当菜佐餐，随意食用。

【功效】滋补肝肾，升提血压。适用于肝肾阴虚型低血压。

64. 参芪炖肘

【原料】猪肘子 1500g，炙黄芪 30g，党参 20g，当归 10g，肉桂 5g，熟地黄 10g，砂仁 2g，精盐、红糖、黄酒、大料、花椒、酱油各适量。

【制作】将猪肘子和药物、调料一起入锅，大火煮1小时，待出油后，取出猪肘子，用凉水洗净，同时滗去锅中浮油，猪肘子复入锅中，继用大火煮2小时，微火焖1小时，待肉烂捞出即成。

【用法】当菜佐餐，随意食用。

【功效】补气养血，升提血压。适用于气血两虚型低血压。

65. 枸杞子炒鹌鹑

【原料】鹌鹑2只，萝卜200g，枸杞子20g，葱、姜、料酒、醋、精制油各适量。

【制作】将鹌鹑洗净，切块。萝卜也切块。锅置火上，倒入精制油烧热，下入鹌鹑块，翻炒变色，加萝卜混炒，放入葱、姜、料酒、醋等调料及少许水，同煮至肉熟即可。

【用法】当菜佐餐，随意食用。

【功效】滋补肝肾，升提血压。适用于肝肾阴虚型低血压。

66. 五元鹌鹑蛋

【原料】鹌鹑蛋20枚，莲子20g，荔枝30g，龙眼肉30g，黑枣5个，枸杞子6g，冰糖60g，调料适量。

【制作】莲子、黑枣、枸杞子洗净。鹌鹑蛋煮熟后剥去壳。龙眼肉、荔枝剥去壳。蒸钵内注入清水，下冰糖、精盐、黑枣、龙眼肉、枸杞子、莲子、鹌鹑蛋，上蒸笼30分钟，即成。

【用法】当菜佐餐，随意食用。

【功效】补气养血，升提血压。适用于气血两虚型低血压。

67. 参桂鹿茸鸡

【原料】鹿茸5g，仔公鸡1只，人参6g，肉桂2g（去粗皮研细），海马6g，韭菜、生姜、酱油、黄酒、精盐、味精各适量。

【制作】将韭菜洗净，切末。仔公鸡洗净，保留肝、心。将人参、肉桂、海马、鹿茸等药用纱布包好后放入鸡腹内，置砂锅中，放入生姜、酱油、黄酒、精盐，加水上大火烧沸，改用小火煨炖至鸡烂熟，去掉药渣，加入韭菜末、味精等调料稍炖即成。

【用法】当菜佐餐，随意食用。

【功效】温补心肾，升提血压。适用于心肾阳虚型低血压。

68. 首乌鸡

【原料】制何首乌30g，母鸡1只，精盐、姜、料酒各适量。

【制作】煮制何首乌取汁100ml，炖鸡至烂时倒入制何首乌汁，再炖数分钟即可。

【用法】当菜佐餐，随意食用。

【功效】滋补肝肾，升提血压。适用于肝肾阴虚型低血压。

69. 山药杞子炖猪脑

【原料】猪脑1只，怀山药30g，枸杞子10g。

【制作】将怀山药、枸杞子洗净，与洗净的猪脑同入锅中，加适量水，炖煮30分钟即。

【用法】当菜佐餐，随意食用。

【功效】滋补肝肾，升提血压。适用于肝肾阴虚型低血压。

70. 黄芪炖狗肉

【原料】黄芪30g，大枣10枚（去核），狗肉（经检疫合格）500g，黄酒、精盐、生姜、酱油、味精、八角各适量。

【制作】将狗肉洗净，切成小块。黄芪煎汁去渣。大枣洗净。将狗肉块、大枣放入砂锅，倒入黄芪汁和适量清水，加入黄酒、精盐、生姜、酱油、味精、八角，用大火烧沸，转用小火炖至熟烂即成。

【用法】当菜佐餐，随意食用。

【功效】补气养血，升提血压。适用于气血两虚型低血压。

71. 丹参猪心

【原料】猪心250g，丹参15g，荸荠50g，韭黄10g，鲜汤40ml，黄酒、精盐、味精、酱油、葱花、生姜末、蒜蓉、胡椒粉、湿淀粉、白糖、食醋、精制油、麻油各适量。

【制作】将丹参洗净后切成片，放入锅中，加适量清水，煎取浓汁30ml。猪心洗净后切成片，放入碗中，加入精盐、湿淀粉拌匀。韭黄洗净，切成小段。荸荠去皮后洗净，切成片。取一小碗，放入黄酒、精盐、味精、酱油、胡椒粉、湿淀粉、白糖、鲜汤和丹参浓汁，调成芡汁。炒锅上火，精制油烧至七成热，放入猪心滑熟，倒入漏勺中控油。锅内留适量底油，烧热后先放后葱花、生姜末、蒜蓉煸香，再放入荸荠片煸透，倒入猪心，加入芡汁，撒上韭黄段，翻炒均匀，淋上食醋和麻油即成。

【用法】当菜佐餐，随意食用。

【功效】补气养血，升提血压。适用于气血两虚型低血压。

72. 红参核桃苁蓉鸡

【原料】红参2g，核桃仁100g，肉苁蓉60g，鸡肉600g，鲜菜心150g，姜块10g，精盐3g，葱节20g，绍酒15ml，味精1g。

【制作】将红参烘干研成粉末。核桃仁压成蓉。将肉苁蓉洗净，切碎，用纱布包好。菜心入开水中汆一下，漂入清水中。把鸡肉、肉苁蓉纱布包、姜块、葱节皆放入锅中，加适量清水，烧开后撇去泡沫，加绍酒，改有小火炖至鸡肉熟透，拣出姜、葱、肉苁蓉纱布包，加入核桃茸、精盐再炖5分钟。将炖熟的鸡肉取出，切成约4cm长、1.5cm宽的条，鲜菜心放碗内，鸡肉条放上面，红参末、味精加入汤中焖15分钟，搅匀后注入碗中。

【用法】早、晚分服，连食1个月。

【功效】温补心肾，升提血压。适用于心肾阳虚型低血压。

73. 麻黄枳壳蒸萝卜

【原料】白萝卜250g，麻黄3g，枳壳10g，炙甘草2g，蜂蜜20g。

【制作】将白萝卜洗净，切片，放入蒸碗内，加洗净的麻黄、炙甘草，加蜂蜜，放入蒸笼内，大火蒸 30 分钟即可。

【用法】早、晚分服。

【功效】补中益气，升提血压。适用于中气不足型低血压。

74. 薤白猪心蜜

【原料】新鲜薤白 250g（干品 100g），葛根 250g，丹参 250g，新鲜猪心 1 个，蜂蜜 250g，黄酒 25ml。

【制作】葛根和丹参用冷水浸泡 1 小时。猪心剖开洗净，切成 4 块。将薤白、葛根、丹参连同浸液一同放入砂锅中，中火烧开后改用小火煎 30 分钟，滤出药液，加水复液，合并两次药液，去渣后加入猪心和黄酒，改用小火烧 30 分钟，捞出猪心，然后停火，将蜂蜜倒入，调拌均匀，待冷装瓶，备用。

【用法】每日 2 次，每次 15g，饭后用温开水调服。猪心切片，分 4 次蘸酱油吃完。

【功效】温补心肾，升提血压。适用于心肾阳虚型低血压。

75. 枸杞雏鸽汤

【原料】雏鸽 3 只，枸杞子 20g，鲜汤、黄酒、生姜、细葱、味精、精盐各适量。

【制作】将雏鸽宰杀后去净毛，剖开洗净，每只剁为 4 块，然后入开水中烫透捞出，洗去血末备用。将枸杞子、生姜、细葱分别洗干净，姜切片、葱切节。将鸽肉块放在盘子里，再放上枸杞、姜片、葱节、黄酒，加入鲜汤适量，蒸熟后拣去生姜、葱、调入味精，精盐码成。

【用法】当汤佐餐，随意食用。

【功效】滋补肝肾，升提血压。适用于肝肾阴虚型低血压。

76. 灵芝牛蹄筋汤

【原料】牛蹄筋 100g，灵芝 15g，黄精 15g，鸡血藤 15g，黄芪 20g，精盐适量。

【制作】将牛蹄筋洗净，切片。灵芝、黄精、鸡血藤、黄芪洗净入布袋，与年蹄筋一同放入砂锅中，加水适量，用旺火煮沸 15 分钟，再用小火煎熬约 1 小时，加入精盐调味即成。

【用法】当汤佐餐，随意食用。

【功效】温补心肾，升提血压。适用于心肾阳虚型低血压。

77. 灵芝鹌鹑蛋汤

【原料】灵芝 60g，大枣 12 枚，鹌鹑蛋 12 只。

【制作】将灵芝洗净，切碎；大枣去核后洗净；鹌鹑蛋煮熟后去壳。再将全部用料放入锅中，加适量清水，用旺火煮沸，改用小火煮至灵芝出味，加白糖调味，再稍煮即成。

【用法】当汤佐餐，随意食用。

【功效】益气养阴，升提血压。适用于气阴两虚型低血压。

78. 鹿茸鸡汤

【原料】鹿茸 3g，鸡翅肉 100g，麻油、精盐各适量。

【制作】将嫩鸡的翅膀肉洗净，加 4 杯水，用小火慢煮，水沸后去除泡沫，煎至一半分量便成。鹿茸用 1 杯水煎至分量减半，然后倒进鸡汤内再煮片刻，加麻油、精盐调味即成。

【用法】当汤佐餐，随意食用。

【功效】温补心肾，升提血压。适用于心肾阳虚型低血压。

79. 八珍猪肉墨鱼汤

【原料】党参 10g，白术 10g，茯苓 10g，炙甘草 3g，当归 10g，熟地黄 10g，川芎 6g，白芍 10g，猪肉 250g，墨鱼 50g。

【制作】将党参、白术、茯苓、甘草、当归、熟地黄、川芎、白芍洗净，切片，同入锅中，加水适量，煎煮 2 次，滤渣取汁（约 2500ml），加入洗净切片的猪肉与洗净的墨鱼丝，再加精盐、生姜丝、葱花、料酒等调料，以文火煨煮至猪肉、黑鱼熟烂，加少许味精即成。

【用法】当菜佐餐，随意食用。

【功效】补气养血，升提血压。适用于气血两虚型低血压。

80. 鹿肉苁蓉羹

【原料】鹿肉 150 ~ 200g，肉苁蓉 30g，生姜、葱、精盐各适量。

【制作】将鹿肉除去筋膜，洗净，入沸水泡一会儿，捞出切成小块，与肉苁蓉一同放入锅内，加适量的水，再放入葱、生姜、精盐，放火上烧沸，去浮沫，改用小火煨炖 2 ~ 3 小时，至鹿肉熟烂即成。

【用法】当菜佐餐，随意食用。

【功效】温补心肾，升提血压。适用于心肾阳虚型低血压。

81. 巴戟鹿筋汤

【原料】鹿筋 30g，巴戟天 30g，怀牛膝 20g，大枣 4 枚，精盐适量。

【制作】将鹿筋用清水浸软，并放入开水中煮 10 分钟左右，去除异味。巴戟天、怀牛膝、大枣（去核）洗净。将全部用料一齐放入锅内，加适量水，用旺火煮沸后转用小火煮 3 小时，加精盐调味即成。

【用法】当汤佐餐，随意食用。

【功效】温补心肾，升提血压。适用于心肾阳虚型低血压。

82. 川芎鱼头汤

【原料】草鱼或鲢鱼头 1 个，川芎 10g，白芷 3g，海带 1 条（约 30cm 长），荸荠 20 个，里脊肉 200g，香菜、芹菜、胡椒酒、盐、酱油各适量。

【制作】将鱼头洗净，刀切为二，热汤烫后涂上少许酒，盐腌 5 分钟。海带用水洗净，与里脊肉、葱、生姜（切片）放入锅中，加 15 杯水，大火煮沸后改用小火煮。将荸荠洗净去外皮，切成两半，和鱼头放入锅中一起煮。川芎、白芷用 1 杯水另煮沸后，再倒入锅中，用中火煮至味出，即停止加火。取出海带，切条，加入蒜泥、酱油拌匀。将香菜、芹菜、少量酒、胡椒加入汤中即成。

【用法】当汤佐餐，随意食用。

【功效】补气养血，升提血压。适用于气血两虚型低血压。

83. 羊肉当归汤

【原料】无脂羊肉 200g，胡桃 2 个，当归 20g，葱、生姜适量，大枣 5 个，胡椒粉 1g，龙眼肉 10g，八角 1 个，盐、米酒各适量。

【制作】羊肉洗净切片，葱、生姜片加 10 杯高汤（鸡和排骨熬的浓汤）放入深锅中，用大火煮至沸腾，取出浮渣，不加锅盖，再煮 10 分钟。胡桃去壳，取出内果，加之深锅中。当归切薄片，与其他之胡椒粒、大枣、龙眼肉、八角全部加入锅中，用文火煮剩 3/5 左右汤即熄火；加入盐、米酒调味即可。

【用法】当汤，随意饮用。

【功效】温补心肾，升提血压。适用于心肾阳虚型低血压。

84. 人参花生仁汤

【原料】白参 3g，红衣花生仁 250g，大枣 15g。

【制作】将大枣去核，与花生仁、白参一同入锅，加水煮汤，饮汤吃花生仁，嚼食白参。

【用法】当汤佐餐，随意食用。

【功效】补中益气，升提血压。适用于中气不足型低血压。

85. 绞股蓝大枣汤

【原料】绞股蓝 20g，大枣 12 枚。

【制作】将绞股蓝、大枣洗净，同放锅中，加适量水，小火煮至大枣熟烂即成。

【用法】上、下午分服。

【功效】补气养血，升提血压。适用于气血两虚型低血压。

86. 升压鸽蛋汤

【原料】枸杞子、龙眼肉、制黄精各 10g，鸽蛋 4 个，冰糖 50g。

【制作】先将龙眼肉、枸杞子、制黄精洗净、切碎，放入锅中煮30分钟；再将鸽蛋打入锅中，加入冰糖，煮熟。

【用法】当菜佐餐，随意食用。

【功效】益气养阴，升提血压。适用于气阴两虚型低血压。

87. 猪脊髓甲鱼汤

【原料】甲鱼1只（约500g），猪脊髓200g，当归15g，生姜、葱、胡椒粉、精盐、味精各适量。

【制作】将甲鱼宰杀，热水烫去皮膜，去内脏，切成块，放入砂锅，加当归和佐料，并加适量水，先用大火烧沸，再用小火慢炖1小时，放入洗净的猪脊髓煮熟，调味后离火。

【用法】当菜佐餐，随意食用。

【功效】滋补肝肾，升提血压。适用于肝肾阴虚型低血压。

88. 猪心参归汤

【原料】猪心1个（重约300g），当归片30g，白参片3g，虾仁30g，精盐、味精、黄酒各适量。

【制作】将猪心切去肥油，洗净剖开，与洗净的白参片、当归片、虾仁一同入锅，加适量清水，大火煮沸后去浮沫，改用小火炖至猪心熟透，捞出当归片、白参片，加入精盐、味精、黄酒调味即成。

【用法】当菜佐餐，随意食用。

【功效】补气养血，升提血压。适用于气血两虚型低血压。

89. 杏仁豆腐汤

【原料】甜杏仁10g，炙麻黄4g，豆腐100g，香菜10g，植物油、精盐、味精各适量。

【制作】用热水（80℃）浸泡甜杏仁15分钟，捞出，沥干，用手搓去皮，与炙麻黄混合，洗净，切碎成细粒，备用。锅上加火，加植物油烧热，放入清水约500ml，烧开后，将豆腐切成丁块状，一起投入热水锅中，与炙麻黄、甜杏仁粒同煮 30 分钟，停火时，加入香菜、精盐、味精，拌匀后即可食用。

【用法】早、晚分食。

【功效】补中益气，升提血压。适用于中气不足型低血压。

90. 鸡肝熟地汤

【原料】鸡肝 2 副，熟地黄 6g，瘦肉 100g，精盐、麻油各适量。

【制作】将熟地黄洗净。鸡肝和瘦肉洗净，切成块，与熟地黄同入锅中，加精盐及适量清水，煮 1 ~ 2 小时，拣出熟地黄，淋上麻油即成。

【用法】当汤佐餐，随意食用。

【功效】补气养血，升提血压。适用于气血两虚型低血压。

91. 鲢鱼怀杞汤

【原料】鲢鱼 1 条，怀山药 15g，枸杞子 12g，龙眼肉 10g，精盐、精制油各适量。

【制作】将洗净的鲢鱼切块，用热油爆过后捞起。煲内放入适量冷水，把鲢鱼和精盐一起放进煲内，先用大火煮沸，再改用小火煮 1 小时，调味即成。

【用法】当菜佐餐，随意食用。

【功效】滋补肝肾，升提血压。适用于肝肾阴虚型低血压。

92. 陈皮肝肺汤

【原料】猪肝、猪肺各 1 副，陈皮 10g，精盐、味精、五香粉、麻油各适量。

【制作】将猪肝洗净，切片。猪肺用水冲洗干净，切成小块与猪肝、陈皮同入锅中，加适量水，大火煮沸改小火煨炖至猪肺熟烂，加入精盐、味精、五香粉，再煮 1 沸即成。

【用法】当汤佐餐，随意食用。

【功效】补气养血，升提血压。适用于气血两虚型低血压。

93. 首乌菟丝子兔肉汤

【原料】兔肉 500g，制何首乌 30g，菟丝子 30g，花生 30g，生姜 4 片，精盐、味精、五香粉各适量。

【制作】将制何首乌、菟丝子、花生洗净。兔肉去肥脂，洗净，切块。把全部用料一起放入锅内，加适量清水，大火煮沸后，小火煮2小时，调入精盐、味精、五香粉，再煮2沸即成。

【用法】上、下午分服。

【功效】滋补肝肾，升提血压。适用于肝肾阴虚型低血压。

94. 归参鳝鱼汤

【原料】党参、当归各15g，鳝鱼500g，料酒、酱油、葱、麻油各适量。

【制作】将党参、当归洗净后放入药袋中扎口，将鳝鱼洗净后切丝，放入料酒、酱油、葱、姜，与药袋同入锅中，大火煮沸，改用小火炖1小时，捞出药袋，加入味精、麻油即成。

【用法】当菜佐餐，随意食用。

【功效】补气养血，升提血压。适用于气血两虚型低血压。

95. 十全大补汤

【原料】当归、酒炒白芍、党参、茯苓、熟地黄、炒白术各10g，炒川芎8g，炙黄芪15g，肉桂4g，炙甘草5g，姜块25g，猪肘1000g，鸡骨500g，精盐、葱节、味精各适量。

【制作】将当归、酒炒白芍、党参、茯苓、肉桂、炒川芎、熟地黄、白术、炙黄芪、炙甘草用清水快速冲净，放入砂锅中加水煎煮2次，取药汁750ml，待用。将猪肘残毛去净，放在火上烤至微焦，放入淘米水中泡30分钟，取出，刮去表层，洗净，用刀斜切成3cm长、2cm宽的菱形块，与鸡骨一起放入砂锅中，加鲜汤烧开，撇净血沫，先加入姜块、葱节、料酒，用中火煨90分钟，再加入药汁、精盐，改用小火煨至肘肉软烂，加味精，盛入碗中即成。

【用法】中、晚佐餐，吃肘喝汤。

【功效】补气养血，升提血压。适用于气血两虚型低血压。

96. 核桃仁益智山药汤

【原料】核桃仁 15g，益智 15g，山药 20g。

【制作】将以上 3 味原料同入锅中，加适量水，用中火煎煮 30 分钟，取汁即成。

【用法】上、下午分服。

【功效】温补心肾，升提血压。适用于心肾阳虚型低血压。

97. 益精养神灵芝汤

【原料】灵芝 30g，活母鸡 1 只（约重 2000g），料酒、葱、姜、精盐、胡椒粉各适量。

【制作】母鸡放血，去毛，剖洗干净。灵芝洗净，切成薄片，装入腹内。将鸡放入砂锅内，加入料酒、葱、姜、精盐、胡椒粉等调料适量，浸渍 1 小时后加适量水，大火烧沸后改小火煨炖，直至鸡肉酥烂。

【用法】当汤佐餐，随意食用。

【功效】滋补肝肾，升提血压。适用于肝肾阴虚型低血压。

98. 黑豆枸杞汤

【原料】黑大豆 30g，枸杞子 15g。

【制作】将黑大豆洗净，放入砂锅内，加适量水，煨炖，豆熟后放入枸杞子，继续炖至豆烂熟。

【用法】当点心，吃黑豆、枸杞子，饮汤。

【功效】滋补肝肾，升提血压。适用于肝肾阴虚型低血压。

99. 地黄甲鱼滋补汤

【原料】熟地黄 15g，枸杞子 30g，甲鱼 1 只（重约 300g），精盐、生姜、葱各适量。

【制作】将甲鱼放入沸水锅中烫死，剁去头爪，揭去鳖甲，揭去内脏，洗净，切成小方块，放入砂锅内。将洗净的枸杞子、熟地黄放入砂锅，加适量水，大火烧开，再加入精盐、生姜、葱，改用小火炖熬至甲鱼肉熟透。

【用法】当菜佐餐，随意食用。

【功效】滋补肝肾，升提血压。适用于肝肾阴虚型低血压。

100. 桂附狗肉

【原料】狗肉（经检疫合格）2000g，炮附子10g，肉桂3g，干姜10g，怀牛膝20g，郁金10g，桃仁10g，葱、精盐、酱油、黄酒各适量。

【制作】将狗肉切块，焯去血水。将炮附子、肉桂、干姜、怀牛膝、郁金、桃仁装入药袋，与狗肉同入砂锅中，加入适量清水及葱、精盐、酱油、黄酒，用大火煮沸，撇去浮沫，改用小火炖2小时左右至肉烂，捞去药袋即成。

【用法】当菜佐餐，随意食用。

【功效】温补心肾，升提血压。适用于心肾阳虚型低血压。

第 7 章

低血压病的运动疗法

　　低血压患者适当进行体育锻炼，可增强体质，增强人体的心血管系统的功能。长期坚持锻炼可使心肌纤维变得粗大有力，心脏收缩力增强，心率减慢，排血量增加。特别是对冠状动脉作用明显，使其管腔增大、管壁弹性增强，从而使心脏本身的血液供给得到改善，使心脏和整个循环系统的功能处于良好的状态。还可提高机体调节功能。体育锻炼只要选择的项目得当，运动量适宜，再加持之以恒、循序渐进，对低血压均有良好的辅助治疗功效。

　　低血压患者的运动疗法，我们提倡有氧代谢运动。所谓有氧运动是在运动过程中，通过加快呼吸与心跳，以满足肢体肌肉对氧气需求的增加，在运动中氧的供需达到平衡状态。南京有位体育专家，对什么是有氧运动，总结出这样四句话："筋骨能舒展，呼吸能交谈，心脏跳得欢，全身微出汗。"很形象地概括了有氧运动。有氧运动是一种轻中强度的运动，它包括快步行走、慢跑、骑自行车、打太极拳、跳绳、跳健身舞、打乒乓球、游泳、登山、爬楼梯等。无论做以上任何一种运动，如使运动心率保持在（220－年龄）×60% ~ 80% 的范围，即为有氧运动。每周可做有氧运动 5 天以上，每次 30 分钟，每天累计 1 小时，便有利于将血压调整在正常范围，可有效防治慢性低血压。

　　大强度运动多发生在运动员竞技运动的集训和比赛中，也可出现在普通老百姓参加体育锻炼时间过长，过于剧烈的时候。经笔者长期观察，大强度运动不利于健康，会引起免疫功能下降，会导致血压下降，出现事与愿违的效果。所以，慢性低血压患者应避免大强度运动。

对慢性低血压有防治效果的运动项目有：

（一）散步运动

散步是一种怡情抒怀的活动。在空气新鲜的幽雅环境中散步，会觉得神清气爽，心旷神怡。散步能调节大脑皮质的功能，紧张的脑力劳动后，散步可消除疲劳、改善血管的舒缩功能。因此，散步有养神舒心的效果。

散步又是一种和缓轻松的健身运动。步行时，两足交替移动身体，能锻炼肌肉，活动筋骨，强健双足，促进血液循环，使心跳加快，心排血量增加，这对心脏是一种很好的锻炼，对防治低血压、高血压、冠心病均有益处。步行还可增强消化腺的分泌功能，促进胃肠有规律地蠕动，改善呼吸功能。因此，散步是一种简单易行、轻松舒展、平衡协调、安全有效的健身运动。

散步运动，速度要适当，要因人而异，因病情而异。年老体弱或低血压状况较重者可采用低速，即每分钟走 70 ~ 80 步；体质较强，血压偏低者可采用高速（又称为健步走），即每分钟走 100 ~ 120 步，介于两者之间者可采用中速，即每分钟走 80 ~ 100 步。

散步时要注意排除杂念、调匀呼吸，并做到从容不迫、步履轻松，以使周身气血顺达平和，达到百脉调畅的效果。散步时应两眼平视前方，胸部自然挺起，两手自然摆动。散步的地点要选择空气新鲜、环境优雅的地方。可以选择公园、广场、绿地、河边等处进行，不要在马路边散步。

（二）慢跑运动

慢跑是当今世界上最流行的有氧运动方法之一，慢跑对心脏是最好的锻炼，可提高心肌的兴奋性，使心肌收缩变得强而有力，较长时间锻炼后，可使心跳变慢、心脏排血量明显增加，并可扩张冠状动脉的侧支循环，增加血流量，改善心肌的营养供应，起到防止或减少心绞痛发作的作用，对防治低血压有较好的效果。

慢跑适用于慢性低血压轻度及中度的患者。

慢跑一般分为预备活动、慢跑和放松三个阶段。开始时要做准备活动，先要缓慢地活动一下肢体，使全身肌肉放松，并使心跳和呼吸适应运动的需要，一般 2 ~ 3 分钟即可。跑步时上体要保持正直或稍稍前倾，头要正，眼睛要平视前方，双臂摆动自然，全脚掌着地，脚步要轻快，用鼻子吸气，用嘴呼气。呼吸宜深长、舒缓、有节奏，每跑 2 ~ 3 步吸气 1 次，再跑 2 ~ 3 步就呼气 1 次。正常人慢跑的速度为每分钟 120 米左右，以不觉得难受、不气短，能边跑边与别人说话为宜。初练时，可慢跑 5 ~ 10 分钟，适应一段时间后可增至 15 ~ 20 分钟，最好每天时间锻炼 1 次，有困难时每周最少要锻炼 3 次，每次逐渐增加到 30 ~ 40 分钟。跑步结束后，不要马上停下来，而应缓慢步行或原地踏步做整理活动，逐渐恢复到安静状态。健身跑宜在校园、公园等柔软平坦的地面进行，不要在上下班的马路上进行。因为，马路上汽车、摩托车等交通工具排放的尾气使得马路上空气污染严重。在这样的环境中跑步，虽然身体得到锻炼，但增加了污染空气的吸入，对身体又造成了伤害。

（三）健身球运动

健身球是一种集趣味性和娱乐性于一身的器械运动，据说古人最初是用核桃来进行的，将其置于手中进行锻炼以祛病延年。健身球目前有空心铁球、石球、玉球等，大小轻重也有不同。锻炼时，手持两个健身球，沿顺时针或逆时针方向有节奏地转动，每日可练习十余分钟，每日可练数次。健身球主要增强指、腕关节的韧性、灵活性和协调性，可增强指力、掌力、腕力，对预防因长期使用电脑引起的手损伤，指、掌和腕关节僵直颇有好处。另外，手与大脑皮质联系紧密，健身球作用于手掌各穴位，可反射性地调节大脑中枢神经系统的功能，起到调节血压、健脑益智、增强记忆力、消除精神疲劳的作用，同时还有舒筋活血、强筋健骨、强壮内脏、调节血管舒缩功能等。

健身球的锻炼方法很多，有单球练习、双球练习，还可以多球练习，但通常以双球练习为多，现介绍几种练习方法，供朋友选用。

1. 托双球摩擦运转 单手托双球于掌心，手指用力，使两球在掌心中顺转或逆转。顺转时双球要经过大拇指、小指、无名指、中指、示指的拨动使双球互相绕旋，最好不要相互碰撞只是互相摩擦。逆转时，手指反向方用力，双球呈相反方向转动，其他要求与顺转相同。练习时，可左右手交替进行，每 3 ~ 5 分钟可交换 1 次。

2. 单手托双球离心旋转　单手托双球于掌中，在摩擦旋转的基础上逐步达到相互交替旋转，至双球互相离开旋转。旋转方向及动作与摩擦旋转相同。球球相击，铿锵有声，熟练者可做出各种各样灵巧奇妙的动作。

3. 里外跳跃转动　双球托于掌中，用中指发力，由外向里跳跃。使一球跳过另一球入掌心，上下互相交替跳动，反过来还可由里向外跳跃。

4. 耐力锻炼　用单手或双手示指、中指、无名指并拢与大拇指相对，用力捏球，直至手及腕部产生酸热的感觉为止。经常进行耐力训练，对提高指力、腕力、握力、臂力均有帮助。

健身球的体积大小不等，可根据个人手掌的大小、力量等选择合适的健身球。在选用健身球时，最好使用空心球，因其响声悦耳动听，且传热快，旋转轻快，手感舒适。

（四）调息升压操

1. 姿势

（1）仰卧式：平身仰卧床上，躯干正直，双臂自然舒伸，十指松展，掌心向内或向下置于身侧，下肢自然伸直，足跟相距 10cm，足尖自然分开，两眼轻闭，以鼻呼吸，轻合其口，笑眼可掬。

（2）侧卧式：侧卧于床上，头微前俯，头的高低以舒适为度，脊柱微微向后弓，成含胸拔背姿势。于右侧卧位时，右上肢自然弯曲，五指松开，掌心向上，置于头前枕上。左上肢自然伸直，五指松开，掌心向下，放手同侧髋部，右下肢自然伸直，左下肢膝关节屈曲约呈 120° 角，其膝轻放于右下肢膝部，如左侧卧位，则与此相反，余同仰卧位。

（3）坐式：端坐于椅上，头微前倾，下腭内收，含胸拔背，松肩垂肘，十指舒展，掌心向下，轻放于大腿上。两足平行分开，与肩同宽，小腿与地面垂直，膝关节屈曲呈 90° 角，余同仰卧式。座椅高低不适时，可在臀下或足下垫物调节。

2. 呼吸 呼吸调息升压操的呼吸方法比较复杂，包括腹式呼吸、停闭呼吸、舌抵上腭，默念字句。呼吸方法常用的有两种：第一种呼吸法：即吸气—停闭—呼气。吸气时舌抵上腭，同时默念字句的第一个字，停闭时舌不动，默念字句当中所有的字；呼气时舌落下，默念最后一个字，如此周而复。第二种呼吸法：即吸气—呼气—停闭。吸气时舌抵上腭，默念字句的第一个字；呼气时落舌，默念字句的第二个字，停闭时舌不动，默念其余的字。

3. 调整注意力 调息升压操的注意力集中部位有三：

（1）注意力集中于小腹：主要指注意力集中于小腹，也就足以气海穴为中心的相当大的小腹表面或一定的体积。注意随呼吸出入而落。

（2）注意力集中膻中：即注意力集中两乳之间的一定面积和体积。

（3）注意力集中于足趾：注意力集中两足的中趾。该操以第一种方法为主，第二、三种方法为辅。

本升压操作每天可做 1 ~ 2 次，每次 20 ~ 30 分钟，对慢性低血压的辅助治疗有作用。

（五）跳绳

跳绳是一项民间传统的全身性运动，花样繁多，简易方便，特别适宜在气温较低的冬季作为健身运动。跳绳可采用单脚、双脚、单摇、双飞、向前、向后、单人、双人、多人等形式进行，娱乐性较强，适合各年龄段人群及慢性低血压的中青年人。为避免运动中损伤，一定要做好准备活动，选择长度合适、平衡性较好的绳子，穿弹性好的运动鞋，选择软硬适中的场地。经常跳绳能锻炼和发展人体各器官、肌肉以及神经系统的功能，能强身健体，开发智力，能消除疲劳，提高工作效率，对防治低血压也能起到一定的作用。

（六）踢毽子

踢毽子，是民间传统体育娱乐项目之一，它不受场地限制，器具简单投资少，男女老少皆可参加。踢法多种多样，有单人踢、双人踢、多人踢；有正踢、反踢、交叉踢等二三百种花样。基本动作有：盘（脚内侧踢）、磕（膝盖顶）、拐（脚外侧反踢）、蹦（脚尖踢）四种，可组成多种动作。其运动量可随意控制，量力而行。踢毽子是一项全身运动，经常参加这项运动，不仅可使下肢肌肉、韧带富有弹性，关节灵活，而且可使心、肺系统得到全面锻炼，增进身体健康，提高人的反应、灵敏和协调能力。经观察，踢毽子对防治慢性低血压有一定的辅助功效。

（七）太极拳

太极拳运动是一种有氧运动，是神经系统与运动系统、心血管系统充分协调的全身运动。太极拳包括：二十四式的简化太极拳、四十二式太极拳和气功太极拳，可根据爱好和时间进行选择。各种太极拳动作刚柔相济，运动量适中，男女老少、体强体弱者均可练习。它要求松静与运动相结合，动作柔和圆顺，呼吸顺畅自如，心情平静无杂念。经常练太极拳能舒筋活血，提高神经肌肉的协调性，调节血压，缓解神经衰弱、失眠等症状。缓解肌肉痉挛，解除各种腰背疼痛。能防治慢性低血压、高血压、神经衰弱、冠心病、血管硬化等慢性疾病。

（八）太极剑

太极剑是一项富有民族文化特色的传统体育健身项目，属太极拳系统的一种剑术套路，它与一般剑不同，动作既细腻又舒展大方，既潇洒、飘逸、优美又不失沉稳，既有技击、健身的价值又有欣赏价值。常见的太极剑包括三十二式太极剑、四十二式太极剑。太极剑基本步型有并步、弓步、虚步、仆步、丁步、歇步、独立步、平行步、叉步等。基本步法有上步、退步、撤步、盖步、插步、跳步、行步、摆步、扣步、辗步等。基本剑法有点剑、刺剑、劈剑、挂剑、撩剑、云剑、抹剑、带剑等。太极剑的运动是以动达静、动静结合的过程。演练太极剑时要重视每个动作的手、眼、身、法、步的要求，做到剑法准确、动作协调；松沉自然、颈力顺达；速度适宜、节奏明显；连绵不断、潇洒飘逸；虽无对手，胜对强敌；各家风采、风格突出。练习时要注意心静、心诚，虚实结合。经常练习太极剑能顺畅气息，平静心情，起到修身养性的作用，能防治慢性低血压、高血压、心脏病等慢性疾病，能提升人的气质和生活质量。

（九）易筋经

易筋经是以活动筋骨为主的一种习武健身方法，继承了传统易筋经十二势的精要，融科学性与普及性于一体，格调古朴，蕴含新意，主要适应中老年人群，也适宜慢性低血压患者。动作基本手型包括握固、荷叶掌、柳叶掌、龙爪和虎爪。动作基本步型包括弓步、丁步和马步。习练功法是通过以腰为轴的脊柱旋转屈伸运动带动人体四肢和内脏的运动，做到动作舒展，伸筋拔骨；柔和匀称，协调美观。习练时要注意精神放松，呼吸自然，刚柔相济，虚实相兼，配合发音，利于调息。经常习练本功法对呼吸系统、柔韧性、平衡、肌肉力量均有良好影响，对骨关节病、消化系统和中老年人常见的尿频尿急、血压偏低及慢性低血压、头痛头晕、失眠多梦等病症是有显著康复作用，还能使人精神愉悦，全身舒畅。

（十）五禽戏

五禽戏是模仿虎、鹿、熊、猿、鸟五种动物的动作和姿势，结合人体脏腑、经络和气血的功能，达到健身目的，健身气功功法之一。运动量适中，安全健康，尤其适合中老年人群锻炼。基本手型包括虎爪、鹿角、熊掌、猿钩、鸟翅和握固。基本步型包括弓步、虚步、丁步。平衡包括提膝平衡和后举脚平衡。套路练习动作以腰为主轴和枢纽，带动全身关节、韧带、肌肉向各个方向运动，动作力求简捷，蕴含"五禽"的神韵，做到左右对称，平衡发展，达到心息相依，外静内动的功效。练习时要注意把握好"形、神、意、气"四个环节，做到动作到位，柔和灵活；掌握神态，形象逼真；排除杂念，心静神凝；调整呼吸，松静自然。经常锻炼能明显的调整血压改善心血管功能和呼吸功能，提高肌肉力量和关节灵活度，增强人的自信心，调节精神状态，对腰、臀部脂肪堆积也有一定预防作用。

（十一）六字诀

健身气功六字诀，又称六字气诀，是一种以呼吸吐纳为主要手段的传统健身方法。此功法安全可靠，深受人民群众欢迎和接受。在呼吸吐纳的同时，通过特定的读音口型来调整与控制体内气息的升降出入，形成与人体"肝、心、脾、肺、肾、三焦"相对应的"嘘、呵、呼、呬、吹、嘻"六种特定的吐气发声方法，进而达到调整脏腑气机平衡的作用和养生的目的。习练功法时要做到口型准确，体会气息；寓意于气，寓意于形；注意呼吸，微微用意；动作松柔舒缓，协调配合。经常习练本功法可平心静气，调畅气血，舒畅情志，改善生理和心理状态，集中注意力，对慢性低血压、高血压、高血脂、高血糖等慢性病症有一定辅助疗效。

（十二）八段锦

健身气功八段锦不是单指段、节和8个动作，而是指有多种要素组成的功法，相互制约，相互联系，循环运转，形成如丝锦那样连绵不断的一种导引术，其运动强度和动作的编排次序符合运动学和生理学规律，属于一种有氧运动，安全可靠，便于群众掌握习练。基本手型包括拳、掌、爪。基本步型为马步。习练八段锦以腰为轴带动四肢运动，做到柔和缓慢，圆活连贯；在意识的主动支配下，动作松紧结合，动静相兼；每势动作及动作间对称、和谐，做到神与形合，气寓其中。习练功法时要保持呼吸顺畅，不可强吸硬呼。经常练习本功法，能提高人的呼吸功能、肌肉力量、平衡能力以及关节和神经系统的灵活性，改善心血管功能和冠状动脉硬化、慢性低血压、骨质疏松等疾病，增强细胞免疫功能，增进身心健康。

第 8 章

低血压病的西药治疗

对于某些急性、频繁发作的低血压，则需要给予药物治疗，但药物治疗一般是暂时的，不能依赖药物来升高血压。要注意的是，药物治疗不适用于持续的低血压状态，因为药物升压的同时可以引起许多不良反应，升压的幅度也不易控制，因此，要在医师指导下使用药物治疗。主要常用的药物包括以下几种。

1.**α 受体激动剂**　主要是选择性地激动 α 受体，增加心脏收缩力，增加回心血量，而升高血压，多用于低血压休克的抢救。这类药物如去甲肾上腺素、间羟胺、去氧肾上腺素等静脉注射用药。

2.**β 受体激动剂**　主要是激动 β 及 β₁ 受体，能增加心肌收缩力，升高动脉血压，常用于伴有严重缺血性心脏病发作的低血压患者，如多巴胺、多巴酚丁胺等静脉注射。

3.**其他**　如麻黄碱、双氢麦角胺、氟氢可的松、莨菪碱类药物及米多君、哌甲酯等升压药及三磷腺苷、辅酶 A、维生素 B 及维生素 C，以改善脑组织代谢功能。

新型药物"管通"是美国食品与药物管理局（FDA）批准的有效治疗低血压的药物。具有血管张力调节功能，可增加外周血管阻力，防止下肢大量血液淤滞，并能收缩动脉血管，达到提高血压，加大脑、心脏等重要脏器的血液供应，改善低血压的症状等。均有不同程度地调节血管张力的作用，可以提高血压，加大心、脑等器官的血液供应，改善低血压的头晕、乏力、疲劳等症状。此外，静脉输注生理盐水也是常用的迅速升高血压的一种方法。

对于慢性低血压，目前临床所用的化学药物仅对改善症状有一定效果，尚无针对性强的有效药物问世。

第 9 章

近代有关慢性低血压病中医药治疗的部分研究文献摘要

1.曹春华，王娜，唐年，周亚琴.运用中医辨证探究参芪颗粒对血液透析低血压患者的疗效 [J].泰州职业技术学院学报，2015，（06）：47-49+64

摘要：目的是运用中医辨证论治统计与归纳血液透析相关低血压患者中医证候，探究参芪颗粒防治此类低血压患者的疗效。方法：对符合入组条件的 40 例血液透析低血压患者运用中医四诊合参，归纳总结相关中医证候。通过自身对照，连续观察 10 次血液透析，设治疗组、对照组两组，对照组：透析前 5 次予以参麦注射液，治疗组：参麦注射液联合参芪颗粒。参芪颗粒（黄芪、党参、附子、干姜）服用方法：每剂兑入 20ml 温水泡服，每日 2 次。观察中医证型变化，统计低血压发生频数与症状发生情况。结果：40 例血液透析低血压患者的中医证型为脾肾气虚 28 例占 70%，脾肾阳虚 12 例占 30%，兼夹标实中医证型为湿浊证 4 例占 10%，湿热证 2 例占 5%，血瘀证 1 例占 2.5%。治疗组 40 例低血压发生 9 次，24 例治疗有效；对照组 40 例低血压发生 22 例，11 例治疗有效。结论：血液透析低血压患者的中医证型以脾肾气虚最多、脾肾阳虚次之，兼夹标实中医证型以湿浊证、湿热证、血瘀证为主；参芪颗粒治疗后患者低血压的发生频率降低、中医证候趋于正常。

2.陈立钢，陈立志.心俞穴温针灸治疗原发性低血压 30 例疗效分析 [J].世界最新医学信息文摘，2015，（88）：193-194

摘要：目的是观察针灸疗法与药物治疗原发性低血压临床效果。方法：对 60 名低血压患者随机分成两组，分别采用心俞穴温针灸、药物口服治疗作对比。结果：治疗组有效率为 90%，无效率为 10%，对照组有效率为 66.6%，无效率为 33.3%。经过统计学处理两组间治疗一疗程后有效率具有显著性意义（$P < 0.05$）。3 个月后收集到治疗组患者 28 人，对照组 25 人检测其血压值经过统计学处理，两组的有效率有显著差别（$P < 0.05$）。结论：心俞穴温针灸具有安全、不良反应小、价格低、疗效稳定，远期效果好，适宜推广。

3. 张克清，李彦萍. 中药治疗慢性心衰合并低血压患者 40 例 [J]. 光明中医，2016，（04）：525-527

摘要：目的是观察升陷汤合苓桂术甘汤在慢性心力衰竭合并低血压患者治疗中的临床疗效及对血压、心率、左心室收缩功能、血浆 N 末端 B 型脑钠肽前体和住院天数的影响。方法：80 例符合慢性心力衰竭合并低血压诊断标准的患者，随机分为治疗组和对照组各 40 例，对照组采用常规西医治疗，治疗组在对照组治疗基础上加用升陷汤合苓桂术甘汤口服，观察两组治疗前及治疗后 30 天的心功能分级、收缩血压、心率、心脏超声指标和血浆 N 末端 B 型脑钠肽前体水平变化和住院天数，评估其有效性。结果：升陷汤合苓桂术甘汤在慢性心力衰竭合并低血压患者治疗中能够显著升高血压、改善左心室射血分数、降低 NT-pro BNP（$P < 0.01$），效果明显优于单纯西药常规治疗（$P < 0.05$），缩短住院日方面疗效明显优于单纯西药常规治疗（$P < 0.05$）。结论：升陷汤合苓桂术甘汤可明显改善慢性心力衰竭合并低血压患者的心脏功能，升高血压，缩短住院天数，不良反应少。

4. 杨路，吴春晓，陈莹，赖新生. 针刺手三阴经原穴对高、低血压模型大鼠经穴特异性的影响 [J]. 广州中医药大学学报，2016，（03）：334-338

摘要：目的是通过观察针刺手三阴经原穴和非穴对高、低血压模型大鼠血压的影响，研究代表不同经脉的原穴对血压影响的特异性及针刺作用的双向性。方法：研究分为高血压部分和低血压部分。两部分均分为手三阴经原穴组、非穴组、模型组和空白组，每组 6 只。除了模型组和空白组外，其余各组均进行针刺治疗，连续 7 天。治疗结束后所有动物均进行血压（BP）检测，每只大鼠连续测量 5 次，取平均血压值。结果：①原穴降压作用特异性的比较。各组大鼠各时间点血压均高于空白组，低于模型组，差异有统计学意义（$P<0.05$），表明针刺具有一定的降压作用。其中神门组与太渊组降压效果较大陵组和非穴组显著（$P<0.05$），神门组与太渊组降压效果相仿（$P>0.05$），大陵组降压效果与非穴组相仿（$P>0.05$）。②原穴升压作用特异性的比较。各针刺组大鼠各时间点血压均显著低于空白组，显著高于模型组，差异有统计学意义（$P<0.05$），表明针刺具有一定的升压作用。其中，非穴组血压显著低于手三阴原穴组（$P<0.05$），神门组与大陵组升压效果相仿，但高于太渊组（$P<0.05$）。结论：针刺对高、低血压均有良性调整作用，手三阴经原穴对血压的调节作用优于非穴，且神门的双向调节作用最明显，表明原穴具有一定特异性作用。

5. 王相东，苗琦. 原发性低血压与中医体质的相关性研究 [J]. 陕西中医，2015，（01）：44-46

摘要：目的是研究低血压与中医体质分型之间的关系，为防治该病提供依据。方法：对经血压检测符合低血压诊断的 210 例患者进行体质问卷调查，采用聚类分析对其进行体质分型。结果：单一体质类型 74 例，占 35.24%；兼夹体质类型 136 例，占 64.76%。平和质 8 例，占总比例数 12.02%，病理体质 202 例，占总比例数的 96.18%。与低血压相关度较高的前三种体质类型分别是气虚质，占 33.68%；阳虚质占 26.61%；痰湿质占 11.85%。结论：体质性低血压患者体质类型多为兼夹质，气虚质、阳虚质以及痰湿质在本病发病中占重要地位。

6. 梁永健. 加味麻黄附子细辛汤治疗血管性低血压 62 例的临床疗效分析 [J]. 现代诊断与治疗，2014，（24）：5559-5560

摘要：探讨加味麻黄附子细辛汤治疗血管性低血压的临床疗效。选择治疗的低血压患者 124 例，根据随机数字表法均分为观察组与对照组各 62 例。对照组应用生脉注射液治疗，观察组应用加味麻黄附子细辛汤治疗。观察组总有效率为 95.16%，显著高于对照组的 80.65%（$P<0.05$）。观察组血压及心率均优于对照组及治疗前（$P<0.05$）。血管性低血压应用加味麻黄附子细辛汤治疗，疗效确切，可以有效改善患者的血压水平，适于临床推广。

7. 邓子卡，林家坤，王莉莉. 温阳益气活血法治疗心衰合并低血压 32 例 [J]. 中国中医药现代远程教育，2015，（10）：11-12

摘要：目的是观察中西医结合治疗慢性心力衰竭合并低血压的临床疗效。方法：将 60 例心力衰竭患者随机分为两组，对照组 30 例，常规西药治疗；治疗组 30 例，采用常规西药＋温阳益气活血方治疗。结果：治疗组与对照组比较，在改善低血压方面无显著差异（$P>0.05$），在总有效率、6 分钟步行试验及中医症候积分方面均优于对照组（$P<0.05$）。结论：常规西药加温阳益气活血方治疗心力衰竭合并低血压疗效较常规西药治疗效果好。

8. 陈新军. 自拟健脾补肾升压汤治疗原发性低血压的临床研究 [J]. 光明中医，2015，（06）：1254-1255

摘要：目的是观察自拟健用补肾升压汤对原发性低血压的治疗效果。方法：将符合纳入标准的 58 例患者随机分为治疗组 30 例采用自拟健脾补肾升压汤治疗，每日 1 剂，15 天为 1 个疗程；对照组 28 例，口服高钠高糖饮食，每天早、中、晚饮用加盐 3g，白糖 9g 的温开水 3 杯，15 天为 1 个疗程。连续观察 3 个疗程。结果：治疗组总有效率 90.00%，对照组总有效率 35.71%，差异有统计学意义（$P<0.01$）。结论：自拟健脾补肾升压汤对原发

性低血压有良好的治疗作用。

9. 崔海燕. 探讨五味枳实汤治疗低血压的疗效 [J]. 世界最新医学信息文摘，2015，（15）：174

摘要: 目的是研究和观察治疗低血压患者时使用五味枳实汤的治疗效果。方法：收集低血压患者共 92 例，所有患者均使用五味枳实汤进行治疗，对他们的临床资料进行回顾性的分析和总结。结果：通过五味枳实汤治疗，92 例患者中 70 例痊愈（76.1%），17 例有效（18.5%），5 例无效（5.4%），总有效率为 94.6%。通过 1 年随访发现，患者均未复发。结论：在低血压患者的治疗过程中使用五味枳实汤进行治疗，效果良好，而且安全可靠，值得推广应用。

10. 潘春梅，沈丹彤，林仲秋，等. 参麦注射液治疗老年直立性低血压 49 例 [J]. 医药导报，2015，（11）：1472-1475

摘要: 目的是研究参麦注射液治疗老年直立性低血压患者的疗效。方法：将老年直立性低血压患者 97 例随机分为 2 组，治疗组 49 例静脉滴注参麦注射液 100ml，对照组 48 例静脉滴注葡萄糖注射液（5%葡萄糖注射液）100ml，均每天 1 次，疗程 14 天，比较两组患者用药前后临床症状评分、血压差值变化及血小板最大聚集率、血浆 P 选择素水平。结果：与对照组比较，治疗组患者临床症状评分显著降低（$P<0.05$），立、卧位血压差值缩小（$P<0.05$），血小板最大聚集率、血浆 P 选择素水平降低（$P<0.05$）；治疗组患者用药后临床症状评分较用药前显著降低（$P<0.05$），立、卧位血压差值显著缩小（$P<0.05$），血小板最大聚集率、血浆 P 选择素水平显著下降（$P<0.05$）。结论：参麦注射液可缩小老年直立性低血压患者立、卧位血压差值，抑制血小板活性，从而改善临床症状。

11. 谢晶军，方剑乔. 不同经穴 TEAS 对低血压大鼠痛阈及血压调节效应的实验研究 [J]. 中华中医药学刊，2014，（03）：495-497

摘要：目的是观察不同经穴经皮穴位电刺激（transcutaneous electrical acupoint stimulation，TEAS）对低血压大鼠痛阈及血压的调节效应。方法：将50只低血压模型大鼠随机分成足三里、三阴交、太冲、曲池和合谷穴5个组，每组10只，采用经皮穴位电刺激法介入治疗，刺激参数为疏密波（频率2/100Hz）、强度（4±1）mA，时间为40分钟，每天治疗1次，连续治疗3天。采用辐射热甩尾法测量造模后、治疗中及治疗后不同时段痛阈。采用无创动物血压观察系统BP-5测量TEAS治疗前、治疗疗程结束后即时、治疗后不同时段的大鼠尾动脉收缩压。结果：5个经穴组经皮电刺激后均能不同程度提高大鼠痛阈，治疗后与自身痛阈相比具有统计学差异（$P<0.05$），除合谷穴外，4个经穴组经皮电刺激后均能不同程度提高低血压大鼠血压，治疗后与治疗前血压相比具有统计学差异（$P<0.05$）。结论：足三里、三阴交、太冲、曲池、合谷穴均能提高低血压大鼠痛阈，以足三里穴提高幅度最明显，具有较好的镇痛效应，同时，足三里、三阴交、太冲、曲池穴均能提高低血压大鼠血压，且以足三里穴升压效应最为明显。

12. 沈康，沈冰，费秀丽，等 . 生脉注射液治疗频发透析中低血压的临床观察 [J]. 中国中医急症，2014，（03）：500-501

摘要：目的是观察生脉注射液对维持性血透患者频发透析中低血压的疗效。方法：入选规律血透并频发透析中低血压的患者。每次血透时静脉滴注生理盐水100ml加生脉注射液60ml。观察治疗前后连续3个月透析中低血压发生率。结果：观察组患者透析中低血压的发生率较治疗前有明显下降（$P<0.05$）。结论：生脉注射液能减少频发透析中低血压患者的低血压发生率。

13. 刘鹏，邱模炎，王红，等 . 灸药结合防治血液透析中低血压（厥脱证）的临床研究 [J]. 中华中医药杂志，2014，（02）：553-558

摘要：目的是观察"灸药结合方案"防治血液透析中低血压的有效性及发生率，评价其在控制透析中低血压发生的作用。方法：采用前瞻性、多中心、交叉设计、随机对照法。病例来源为中国中医科学院望京医院、广安门医院等 9 家医院。234 例患者随机分为两组，两组均采用西医常规治疗方法，试验组加用灸药结合防治方法，对照组加用西药防治方法。本研究观察 8 周，结束后随访 8 周（含洗脱期），随访期间两组仅采用西医常规治疗方法。根据交叉试验原则，在第一阶段随访结束后进行第二阶段的观察。结果：灸药结合方案能有效降低血液透析中低血压的发生率，其发生率较对照组降低 17.13%（$P<0.01$），达到预期目标降低 10% 以上；两组患者在发生透析低血压时在西医干预措施、因低血压中断透析次数、因低血压未完成超滤脱水量等方面差异显著（$P<0.05$）；改善患者临床症状，其积分在治疗前后变化差异有统计学意义（$P<0.05$）。结论：灸药结合方案可以降低血液透析中低血压的发生率；提高透析质量，减少血液透析中断次数，有利于超滤脱水目标的完成；减少透析中低血压的西医干预次数，减轻医护人员工作负荷；改善透析中低血压患者的临床症状；减少血液透析中低血压的发生，具有稳定持久的作用。

14. 朱莉，邱模炎，程爱华，等. 灸药结合改善血透低血压患者生活质量的临床研究 [J]. 中华中医药杂志，2014，（03）：943-947

摘要：目的是通过多中心临床研究，探讨灸药结合法对透析中低血压患者生活质量的改善情况。方法：选取维持性血液透析低血压患者 165 例，随机分为试验组（加用灸药结合防治法）、对照组（加用西药防治法），采用肾疾病生活质量专用量表（KDQOL-SFTM1.3）进行生活质量评价。结果：治疗后，两组患者在活力、一般健康、肾病对日常生活的影响、患者满意度等 4 个领域的生活质量评分差异有统计学意义（$P<0.05$）；随访后，两组患者在情感健康、活力、一般健康、肾病对日常生活的影响、患者满意度等 5 个领域的生活质量评分差异有统计学意义（$P<0.05$）。试验组治疗前与治疗后的生活质量评分在活力、一般健康、肾病给生活带来的负担、症状与不适、肾病对日常生活的影响等 5 个领域，差异有统计学意义（$P<0.05$）；试验组治

疗前与随访后的生活质量评分在情感健康、活力、一般健康等 3 个领域差异有统计学意义（$P<0.05$）；对照组治疗后、随访后全部 19 个领域的生活质量评分与本组治疗前相比，差异均无统计学意义。结论：本灸药结合方案具有益肾健脾、益气养阴、回阳固脱的功效，可改善患者体质，从而提高透析中低血压患者的生活质量，在活力、一般健康、肾病对日常生活的影响、患者满意度等领域尤为明显。

15. 余健. 生脉注射液防治血液透析相关性低血压 120 例 [J]. 湖南中医杂志，2014，（01）：37-38

摘要： 目的是观察生脉注射液在防治血液透析相关性低血压（IDH）中的临床疗效。方法：选择 120 例行血液透析时发生 IDH 的患者，静脉滴注生脉注射液 60ml，1 个月为 1 个疗程，连续使用 2 个疗程。观察治疗前后 30 天患者血透时血压的变化及 IDH 发生情况。结果：使用生脉注射液治疗前后，患者透析前收缩压与舒张压变化差异均无统计学意义（$P>0.05$）；治疗后，患者透析中最低收缩压与舒张压均显著高于治疗前，且出现 IDH 次数显著少于治疗前，差异均有统计学意义（均 $P<0.05$）；治疗后总有效率为 92.5%。结论：生脉注射液能显著改善血液透析过程中低血压发生的情况，可有效预防 IDH 的发生。

16. 高文俊. 低血压在心肌梗死溶栓后应用生脉注射液的疗效探讨 [J]. 中外医疗，2014，（14）：103-104

摘要： 目的是探讨生脉注射液使用对低血压在心肌梗死溶栓后的血压恢复情况和实际疗效。方法：选取该院 2009 年 3 月至 2010 年 9 月收治心肌梗死溶栓并低血压患者 60 例为实验对象；对照组 30 例使用常规升压药物进行治疗，男 18 例，女 12 例，年龄从 43—64 岁，平均年龄（47±3）岁；治疗组 30 例除使用常规治疗药物进行治疗还使用生脉注射液进行治疗；男 19 例，女 11 例，年龄 42—67 岁，平均年龄（45±3）岁。结果：治疗组用药后血压值较对照组相比明显上升，两组相比差异有统计学意义（*P*<0.05）。治疗组低血压情况除 2 例患者外其他均得到明显好转，其中 20 例患者疗效显著，综合有效率为 94.23%，远高于对照组的 75.34%。结论：低血压在心肌梗死溶栓后应用生脉注射液的临床效果高于常规升压药物治疗效果，且并发症更少，值得进一步推广及使用。

17. 段本栋. 自拟五味枳实汤治疗低血压临床观察 [J]. 光明中医，2014，（04）：750-751

摘要：目的是探讨五味枳实汤治疗低血压的疗效。方法：回顾性分析我院 2008 年至 2013 年以五味枳实汤治疗 121 例低血压患者的临床资料。结果：121 例患者痊愈 91 例，占 75.2%，自觉症状消失，血压值正常，随访 1 年未复发；有效 23 例，占 19.0%，自觉症状减轻或消失，血压升高但未及正常值；无效 7 例，占 5.78%，总有效率 94.21%。结论：全方共奏温阳益气，滋阴养血，益肾固精升压之效。五味枳实汤治疗原发性低血压，有一定实用价值，值得在基层医疗单位中推广。

18. 谭小恒，谭毅娥. 生脉注射液在治疗心肌梗死溶栓后低血压症中的应用分析 [J]. 内蒙古中医药，2014，（18）：27-28

摘要：目的是观察生脉注射液在治疗急性心肌梗死溶栓后低血压中的疗效。方法：选取 2011 年 4 月至 2013 年 4 月我院收治的 70 例冠心病急性心肌梗死溶栓后低血压患者，随机分为治疗组 35 例和对照组 35 例。对照组采用包括多巴胺等升压药和适当液体进行治疗，治疗组在常规治疗的基础之上，加用生脉注射液静脉滴注，比较两组治疗后的总有效率。结果：治疗组总有效率高于对照组（*P*<0.05），有显著性差异。结论：使用生脉注射液治疗组的效果优于对照组，疗效确切，有益于心肌梗死溶栓后低血压的改善。

19. 田靖，吴敬. 针药并用治疗 Shy-Drager 综合征直立性低血压疗效观察

[J]. 上海针灸杂志，2014，（09）：798-800

摘要：目的是观察针灸治疗 Shy-Drager 综合征（SDS）直立性低血压的临床疗效。方法：将 22 例 SDS 患者随机分成治疗组和对照组，每组 11 例。治疗组采用针灸配合西药治疗，对照组采用单纯药物治疗。治疗 1 个疗程后观察两组临床症状及血压变化情况。结果：治疗组总有效率为 90.9%，对照组为 45.5%，两组比较差异具有统计学意义（$P<0.01$）。两组治疗后卧位及立位收缩压和舒张压与同组治疗前比较，差异均具有统计学意义（$P<0.01$）。治疗组治疗后卧位及立位收缩压和舒张压与对照组比较，差异均具有统计学意义（$P<0.05$）。结论：针药并用是一种治疗 SDS 直立性低血压的有效方法。

20. 袁方，刘华，戴锦杰，等. 参附注射液对顽固性心力衰竭合并低血压患者心肾功能的影响 [J]. 中华中医药杂志，2014，（10）：3295-3297

摘要：目的是探讨参附注射液对顽固性心力衰竭合并低血压患者心肾功能的影响。方法：60 例顽固性心力衰竭合并低血压患者纳入研究，随机分为治疗组和对照组，各 30 例。治疗组以参附注射液大剂量（每日 80ml）静脉滴注，每天 1 次，共治疗 7 天；对照组以多巴胺 200mg + 多巴酚丁胺 200mg（5 ~ 10μg/kg·min）静脉滴注，每天 1 次，共治疗 7 天。观察两组治疗前后尿量（UV）、收缩压（SBP）、心率（HR）、肾功能及血管紧张素（RAAS）系统、血浆脑钠肽水平（BNP）及左心室射血分数（LVEF）的改变。结果：两组在治疗后 24 小时、48 小时的 SBP 与同组治疗前差异有统计学意义（$P<0.05$），两组之间无显著性差异。治疗组在治疗后 24 小时、48 小时的 HR 较治疗前明显减慢（$P<0.05$），对照组在治疗 24 小时、48 小时后 HR 较治疗前明显加快（$P<0.05$），两组 HR 同期比较有显著性差异，治疗组较对照组心率明显减慢（$P<0.05$）。两组在治疗后 48 小时的血清肌酐（SCr）均较同组治疗前显著下降（$P<0.05$）；表皮生长因子（eGFR）在治疗后 48 小时均较同组治疗前显著升高（$P<0.05$），eGFR 在两组同期比

较显著上升（$P<0.05$）。治疗组治疗 24 小时、48 小时后较用药前血浆肾素活性、血管紧张素 Ⅱ 及醛固酮水平明显下降（$P<0.05$）；对照组治疗 24 小时、48 小时后较用药前血浆肾素活性、血管紧张素 Ⅱ 及醛固酮水平明显上升（$P<0.05$）。治疗组在治疗后 7 天的 BNP 水平显著低于对照组（$P<0.01$）；LVEF 显著高于对照组（$P<0.01$）。结论：对顽固性心力衰竭合并低血压患者应用大剂量参附注射液治疗较多巴胺、多巴酚丁胺能更有效地改善患者的心肾功能。

21. 帅建芳. 血液透析相关性低血压的中医证候初步研究 [J]. 黑龙江医学，2014，（10）：1164-1165

摘要： 目的是探讨血液透析相关性低血压患者的中医证型分布。方法：对 20 例透析低血压患者进行四诊合参，采用中医临床调查表及中医体质调查表，对证型进行总结。结果：血液透析低血压患者的中医证型以虚实夹杂及单纯虚证为主；在证型分布上，低血压患者脾肾阳虚，脾肾气虚为主。结论：中医辨证治疗结合透析时使用参麦注射液较常规静脉推注高渗糖，或仅透析过程中使用参麦注射液等疗效显著，对提高患者心血管功能稳定性有良好的疗效。

22. 朱胤龙，赵崇学，周忠民. 调压胶囊治疗原发性低血压 200 例 [J]. 陕西中医，2013，（11）：1511

摘要： 目的是评价调压胶囊治疗低血压的临床效果。方法：200 例低血压患者按年龄分为成年组和老年组进行治疗，观察治疗前后的血压变化。结果：成年组 104 例总有效率 89.42%，治疗前血压：（85.66±7.35）/（52.94±3.71）mmHg，治疗后的血压：（107.89±11.28）/（69.79±7.67）mmHg；老年组 96 例总有效率 91.67%，治疗前血压：（88.14±2.26）/（55.27±4.75）mmHg，治疗后血压：（114.27±7.36）/（74.56±5.46）。结论：对于不同年龄组的低血压，调压胶囊都有治疗作用。

23. 于冬冬, 赵丽娜, 付勃, 等. "阴阳互引" 隔姜灸治疗不明原因低血压案 [J]. 河南中医, 2013, （12）: 2197-2198

摘要： 目的是探讨 "阴阳互引" 隔姜灸治疗低血压的疗效。方法：采用隔姜灸法，先灸患者背部大椎穴、膈俞（双）、脾俞（双）、肾俞（双），后让患者仰卧位灸中脘、气海、关元。结果："阴阳互引" 隔姜灸可改善低血压患者的血压和相关症状，并对体质有一定改善。结论："阴阳互引" 隔姜灸治疗低血压疗效显著，且有简、便、廉的特点。

24. 王红, 邱模炎, 朱莉, 等. 生脉制剂防治血液透析中低血压的发生文献计量学分析 [J]. 中国中医基础医学杂志, 2013, （02）: 143-145

摘要： 目的是从文献计量学角度分析生脉制剂防治血液透析中低血压发生的研究现状并总结规律，以指导临床及科研。方法：采用文献计量法和内容分析法，对 1979 年 1 月至 2012 年 6 月有关文献进行综合统计和分析。结果：运用生脉制剂防治血液透析中低血压所采用的剂型以注射剂为主，其研究方法均为单中心临床研究，未见多中心临床研究报道。结论：尚需借鉴流行病学和循证医学方法，进一步开展随机、对照、大样本的多中心的临床研究，以更好地评价其防治作用。

25. 金钰红, 王红芳, 张洪涛. 矩阵针灸治疗血压异常患者 60 例临床观察 [J]. 西部中医药, 2013, （03）: 56-57

摘要： 目的是观察矩阵针灸治疗血压异常的临床疗效。方法：采用矩阵针灸随症加减治疗符合纳入标准的高血压、低血压患者各 30 例。每日 1 次，每 6 天休息 1 天，连续治疗 15 ~ 45 次，至异常血压恢复到正常范围为止。结果：高血压患者总有效率达 90.00%，低血压患者总有效率达 96.67%。收缩压、舒张压高血患者治疗后均明显改善显著（$P<0.05$）。结论：矩阵针灸疗法对血压异常均有较好的治疗作用。

26. 李正方．八珍汤在低血压治疗中的应用效果 [J]. 求医问药（下半月），2013，（03）：164

摘要：目的是探讨八珍汤在低血压治疗中的应用效果。方法：将我院2011 年 2 月至 2013 年 2 月收治的 50 例低血压患者按照随机分组法平均分为两组，即观察组和对照组。观察组患者应用八珍汤加减进行治疗，对照组患者应用升压汤进行治疗。治疗 1 个疗程后，比较两组患者的治疗效果。结果：观察组患者的痊愈率为 60%，治疗的总有效率为 96%。对照组患者的痊愈率为 40%，治疗的总有效率为 80%。观察组患者的痊愈率和治疗总有效率均高于对照度患者，且两者间的差异具有统计学意义（*P*<0.05）。结论：八珍汤可有效提高低血压患者的治愈率，是一种值得在临床上推广和应用的治疗低血压的中药汤剂。

27. 王巧玲．生脉注射液治疗血液透析相关性低血压临床观察 [J]. 中国现代药物应用，2013，（11）：19–20

摘要：目的是观察生脉注射液治疗尿毒症合并心功能不全患者透析相关性低血压的效果。方法：选择本院透析过程中反复发生低血压的尿毒症合并心功能不全的患者 20 例，将其随机分成 2 组，每组 20 例，对照组常规血液透析过程中加 50% 葡萄糖注射液 80ml 静脉滴注，观察组在对照组基础上加用生脉注射液 50ml 静脉滴注，治疗 8 周，观察两组血压及平均动脉压变化。结果：治疗过程中低血压发生率观察组低于对照组（*P*<0.05）；治疗后观察组收缩压、平均动脉压均高于对照组（*P*<0.05）；两组治疗后左心室射血分数（*P*<0.05）均高于治疗前，且治疗后 LVEF 观察组高于对照组（*P*<0.05）。结论：生脉注射液可降低尿毒症合并心功能不患者透析相关性低血压发生率，明显地增加 LVEF，提高了对透析的耐受性。

28. 杨志旭，范铁兵，李洁．针刺预防血液净化早期低血压的临床观察 [J]. 中国中医急症，2013，（07）：1233–1234

摘要： 目的是观察针刺对于血液净化治疗过程中发生低血压的预防作用。方法：将入选患者随机分为两组，对照组予血液净化等西医常规治疗，治疗组在对照组的基础上加用针刺治疗。每次血液净化治疗开始后的 1 小时为 1 个观察周期。结果：治疗组血液净化过程中早期低血压发生率及发生频率明显低于对照组（$P<0.05$）。结论：针刺预防血液净化过程中早期发生低血压安全有效。

29. 王树山 . 参仙升脉口服液治疗低血压伴心动过缓的临床研究 [J]. 中国实用医药，2013，（23）：29-30

摘要： 目的是观察参仙升脉口服液治疗缓慢性心律失常伴低血压临床疗效观察及药物不良反应。方法：缓慢性心律失常伴低血压患者 58 例，均根据病情给予参仙升脉口服液治疗，观察治疗前后患者心率变化及药物不良反应。结果：参仙升脉口服液治疗缓慢性心律失常伴低血压 1 个疗程后，显效患者 21 例，显效率为 36.21%（21/58），有效患者 32 例，有效率为 55.17%（32/58），治疗 1 个疗程患者总有效率为 91.38%（53/58）。结论：参仙升脉口服液在治疗缓慢性心律失常伴低血压方面，临床疗效显著，无明显的不良反应，在临床工作中可精选适应证，密切观察患者的不良反应，谨慎地推广使用。

30. 李海龙 . 人参散辨证治疗低血压 96 例临床观察 [J]. 中国医药指南，2013，（22）：265-266

摘要： 目的是观察用人参治疗低血压的效果。方法：运用不同品种人参，辨证施治，丸剂、散剂、汤剂方便患者。结果：96 例低血压患者，临床好转率 19.50%，治愈率 79.00%，有效率 98.50%，随机与生脉饮口服液对照无显著差异。结论：人参散治疗低血压，效果好。

31. 李荣辉 . 参麦注射液治疗血透中低血压的疗效 [J]. 中国医药指南，

2013，（22）：270-271

　　摘要：目的是探讨患者血液透析过程中出现低血压时在常规治疗基础上加用参麦注射液的临床资料，以探讨参麦注射液在血液透析过程中治疗低血压的作用。方法：对照分析血液透析过程中低血压患者 28 例使用参麦注射液治疗和 18 例使用 50% 葡萄糖溶液治疗的资料，观察 3 个月并对其作用进行临床分析。结果：参麦注射液治疗组与 50% 葡萄糖溶液治疗组均能使血压上升，两组间差异无显著性（$P>0.05$）。结论：参麦注射与 50% 葡萄糖注射液一样均能升高血压，可有效治疗血液透析过程中出现的低血压。

　　32. 李葆青，邱模炎，李楠，等. 灸法治疗血液透析中低血压的临床观察 [J]. 世界中医药，2013，（10）：1233-1236

　　摘要：目的是观察灸法对血液透析中低血压的治疗作用。方法：将 71 例维持性血液透析患者随机分为治疗组（37 例）和对照组（34 例），两组均采用西医常规治疗方法；治疗组采用纸管贴穴灸疗器艾灸足三里、三阴交（两穴左右交替选用）及关元。比较两组透析相关低血压发生率、症状性低血压发生情况，进行疗效评价。结果：治疗期第 3 个疗程，治疗组低血压发生率低于对照组（$P<0.05$），该差异持续至随访期第 2 个月；治疗期和随访期治疗组症状性低血压发生率均低于对照组，差异具有统计学意义（$P<0.05$）。结论：灸疗可以预防血液透析中低血压的发生，起效缓慢，但作用持久，同时可以增强患者在血液透析过程中的耐受性，减少症状性低血压的发生。

　　33. 危春英，文渊，王梦洪，等. 参芪扶正注射液治疗心肌梗死性低血压临床观察 [J]. 新中医，2012，（01）：14-15

　　摘要：目的是观察参芪扶正注射液治疗心肌梗死性低血压的临床疗效。方法：将 50 例急性心肌梗死性低血压患者随机分为 2 组。在常规治疗基础上，治疗组 25 例采用参芪扶正注射液及多巴胺联合静脉给药治疗；对照组

25 例仅给予多巴胺治疗。动态对比观察 2 组患者用药前后血压、血清 N 末端脑钠肽前体（NT–proBNP）的变化及多巴胺使用时间。结果：治疗组经参芪扶正注射液治疗后血压回升优于对照组（$P<0.05$）；治疗组血清 NT–proBNP水平亦明显低于对照组（$P<0.05$）；治疗组多巴胺使用时间明显短于对照组（$P<0.05$）。结论：参芪扶正注射液具有治疗心肌梗死性低血压的作用，其机制可能与纠正心功能有关。

34. 王雪珍，张彩萍，武玉娟 . 参麦注射液治疗急性心肌梗死后低血压 52例临床观察 [J]. 中国中医急症，2012，（01）：123

摘要： 目的是观察参麦注射液治疗急性心肌梗死后低血压的疗效。方法：52 例患者予参麦注射液静脉滴注，观察治疗过程中症状变化及不良反应、血压及心率改变。结果：参麦注射液可使患者临床症状明显改善。结论：参麦注射液治疗急性心肌梗死后低血压，效果良好。

35. 蒋鹏志，江红，贾卫红，等 . 生脉治疗血液透析中症状性低血压临床观察 [J]. 黑龙江医药，2012，（02）：280–281

摘要： 目的是观察生脉透析中症状性低血压的临床疗效。方法：48 例次透析中症状性低血压患者随机分为治疗组和对照组。治疗组使用生脉40 ~ 60ml 动脉壶加入。对照组使用 5% 碳酸氢钠 250 ~ 500ml 动脉壶加入。结果：治疗组、对照组有总效率均为 95.83%，两组比较无统计学意义。结论：生脉治疗血液透析中发生的低血压相比疗效相同且具有其他优势。

36. 李红 . 稳心颗粒加生脉饮治疗心律失常致低血压效验 [J]. 中国药物经济学，2012，（04）：140

摘要： 目的是纠正心律失常所致的低血压。方法：选择心律失常所致低血压患者 30 例，给予口服稳心颗粒和生脉饮口服制剂（益气复脉胶囊或生脉胶囊）。结果患者期前收缩明显减少，血压上升。结论：室上性期前收缩所致低血压可予门诊口服药物治疗，疗效满意。

37.柯晓明.关于年轻女性原发性低血压健康宣教的探讨[J].心血管病防治知识（学术版），2012，（05）：11-13

　　摘要：目的是了解年轻女性低血压患病情况，探讨低血压的防治措施。方法：利用广州市部分机关事业单位年轻女性健康体检状况调查数据，分析200名20—35岁的女性低血压患病情况。结果：机关单位里年轻女性低血压占调查人数的47%，事业单位里年轻女性低血压占调查人数的34%。低血压的症状分析中，主要有头晕、乏力、易疲劳、心悸胸闷、畏寒，肢体发冷、晕厥共有7个症状。结论：因为生理性低血压状态在一定情况下可能转变为低血压，也就是病理性低血压，只是早期未出现有关病理改变而被忽视了。如果是低血压，则应尽早找出病因，进而采取相应治疗措施。

38.刘洪宇.低血压的中医治疗体会[J].求医问药（下半月），2012，（09）：275

　　摘要：低血压是临床上常见的一种虚弱性症候。该病常反复发作，轻者出现头晕，神疲乏力症状，重者出现心悸、气短、失眠，甚至晕厥症状，影响患者的工作和学习。在临床实践中，中医以补气为主，通过辨证论治对低血压进行诊治，常取得满意的疗效。

39.张昕宇，王琦.自拟桂芪升压散治疗低血压72例临床观察[J].中国社区医师（医学专业），2011，（04）：110

　　摘要：目的是观察中药组方对低血压的治疗，以提高低血压的治愈率。结果：自拟桂芪升压散治疗低血压者72例，显效35例，有效34例，总有效率93%。结论：升压作用温和，服用简单，临床未见明显不良反应。

40.潘富荣.自拟加味补中益气汤治疗原发性低血压心得[J].中国民族民

间医药，2011，（01）：198

摘要： 原发性低血压在临床上非常多见，特别是在农村，由于生活水平还不高，患者比城市相对更多，西医治疗又没有令人满意的方法，在临床治疗原发性低血压患者时，笔者用自拟加味补中益气汤，标本兼治，疗效确切。

41. 刘鹏. 推拿治疗低血压 32 例临床效果观察 [J]. 中国民康医学，2011，（07）：889

摘要： 目的是探讨推拿在低血压患者治疗中的效果。方法：以血压计测定为标准对 32 例低血压患者进行推拿治疗观察推拿前后血压的变化。结果：32 例患者中，25 例显效，占 78.1%，5 例有效，占 15.6%，2 例无效，占 6.3%，总有效率为 93.7%。结论：推拿治疗低血压疗效持久，无任何不良反应。

42. 梁震林. 参麦注射液治疗老年性低血压 45 例分析 [J]. 中国误诊学杂志，2011，（12）：2957

摘要： 目的是观察参麦注射液治疗老年性低血压的疗效研究。方法：老年低血压患者 45 例应用参麦注射液，观察用药前后的血压、心排血量及心脏指数的变化。结果：参麦注射液能使老年低血压患者的血压、心输出量及心脏指数较治疗前明显提高，总有效率为 93.33%。结论：老年低血压患者使用参麦注射液安全、方便，是治疗老年低血压较为理想的药物。

43. 杜冬慧，张翠萍. 自拟益气固元汤治疗血液透析中低血压临床观察 [J]. 吉林中医药，2011，（04）：324-325

摘要： 目的是探讨自拟"益气固元汤"（红参 10g，附子 7g，麦冬 10g，五味子 3g，白术 12g，茯苓 12g，当归 12g，白芍 12g，甘草 3g）煎服对血液透析中低血压的临床疗效。方法：136 例 CRF 患者随机分为 A 及 B 两组，各 68 例。A 组透析中发生低血压时立即停止超滤，回输生理盐水 200 ~ 300ml，同时输入 50％葡萄糖注射液 40～60ml（糖尿病除外）。B 组在上述西医常规治疗的基础上，透析间期给予益气固元汤煎服日 1 剂，15 天为 1 个疗程。监测患者的血压变化。结果：A 组经上述处理后低血压暂时好转，以后透析时仍时有低血压的发生。B 组治疗 2～3 个疗程后透析中低血压的发生率明显降低。结论：自拟益气固元汤煎服可明显减少透析中低血压的发生。

44. 杨培兴. 自拟升压汤治疗低血压 31 例临床观察 [J]. 四川中医，2011，（04）：80

摘要：低血压是临床上常见到的症状性疾病，临床疗效不是特好。但我们运用补气血、暖脾土、温肾阳，促进机体代谢功能来提高血压的上升较为满意，从而强调了气血和阳气在该症状性疾病中的重要性。

45. 黄绍喜. 参麦注射液在心肌梗死并低血压的疗效观察 [J]. 中国现代药物应用，2011，（08）：82-83

摘要：目的是观察参麦注射液对心肌梗死并低血压患者的疗效。方法：在 50 例患者中随机分为治疗组 26 例，对照组 24 例，治疗组在对照组治疗的基础上加用参麦注射液。结果：两组对照，治疗组疗效明显优于对照组（$P<0.05$），具有统计学意义。结论：参麦注射液的主要成分是人参皂苷和麦冬皂苷，能扩张冠状动脉，增加冠脉血流量，改善心肌缺血，加强心肌收缩力，提高左室射血分数，纠正低血压和休克，对心肌梗死合并低血压、休克的治疗明显有效。

46. 姜高分，江远东，湛韬. 生脉注射液治疗急性心肌梗死后低血压的系统评价 [J]. 中国全科医学，2011，（23）：2644-2647

摘要：目的是对生脉注射液治疗急性心肌梗死后低血压的疗效与安全性进行系统评价，为临床用药提供循证依据。方法：广泛搜集生脉注射液应用于急性心肌梗死后低血压的临床研究资料，运用 Cochrane 图书馆系统评价方法对纳入的文献进行质量评价和 Meta 分析。结果：共纳入 5 项随机对照试验，Meta 分析结果提示，生脉注射液与多巴胺联用可取得较单用多巴胺更好的升压效果。收缩压值对比（试验组 / 对照组）示治疗第 1 天加权均数差（WMD）为 6.02［95% CI（4.36，7.67）］；治疗第 2 天 WMD 为 9.03［95% CI（6.61，11.45）］；治疗第 3 天 WMD 为 10.99［95% CI（8.43，13.55）］。舒张压值对比（试验组 / 对照组）示治疗第 1 天 WMD 为 5.03［95% CI（3.72，6.33）］；治疗第 2 天 WMD 为 4.13［95% CI（2.87，5.40）］；治疗第 3 天 WMD 为 0.97［95% CI（−1.02，2.97）］。由于纳入研究的方法学质量低，试验结果有发生偏倚的高度可能性。结论：生脉注射液可能有益于急性心肌梗死后低血压的改善，但目前尚缺乏高质量、大样本的临床数据支持，仍有待进一步研究。

47. 张小俊 . 生脉注射液和参附注射液治疗急性左心衰竭合并低血压 50 例 [J]. 光明中医，2011，（12）：2451−2452

摘要： 目的是探讨生脉注射液和参附注射液治疗急性左心衰竭合并低血压。方法：对 50 例急性左心衰竭合并低血压进行常规强心、利尿、扩血管治疗，随机分为对照组（23）和治疗组（27），治疗组静脉持续泵入生脉注射液和参附注射液（2：1 混合，每小时 20 ~ 40ml）。观察两组患者用药前及用药后 30 分钟、60 分钟的血压、心率变化，以及出现的心律失常。结果：用药后两组患者血压均上升，治疗组用药后 30 分钟、60 分钟时与对照组比较均有显著性差异（$P<0.05$）。用药后两组患者心率均减慢，治疗组用药后 30 分钟、60 分钟时与对照组比较均有显著性差异（$P<0.05$）。治疗组发生频发室性期前收缩少，与对照组比较有显著性差异（$P<0.05$）。结论：生脉注射液和参附注射液联合使用可解决急性左心衰竭合并低血压，且用药安全可靠。

48. 胡剑涛 . 参附注射液治疗血液透析中的低血压 30 例临床观察 [J]. 海峡药学，2011，（11）：170−171

摘要： 观察：参附注射液治疗血液透析中出现的 30 例低血压的临床疗效。结果：静脉滴注参附注射液具有治疗低血压的功效。

49. 李晓峰，陈美玲 . 参麦注射液对原发性低血压患者的疗效观察 [J]. 海峡药学，2011，（11）：172

摘要： 目的是观察参麦注射液对有轻度症状的原发性低血压患者的治疗效果和安全性。方法：参麦注射液 30 ～ 50ml 稀释至 250 ～ 500ml 5％的葡萄糖注射液中，每日 1 次静脉滴注，疗程 14 ～ 21 天，观察临床症状、血压和心率变化。结果：按设定的疗效判断标准进行评价，本组显效 47 例，有效 4 例，总体有效率达 98％。平均收缩压和舒张压分别显著上升（$P<0.05$），平均心率无明显改变（$P>0.05$）。结论：参麦注射液治疗轻度症状的原发性低血压安全有效。

50. 赵玉良，陆忠良，李之海，等 . 参麦注射液治疗冠状动脉旁路移植术后低血压临床观察 [J]. 内蒙古中医药，2011，（24）：30

摘要： 目的是观察参麦注射液对冠状动脉旁路移植术后低血压的疗效。方法：收集、整理、分析我院使用参麦注射液治疗冠状动脉旁路移植术后低血压 17 例资料。结果：使用参麦注射液疗效好于未用者（$P<0.05$）。结论：参麦注射液是纠正冠状动脉旁路移植术后低血压有效的药物。

51. 曲黎，范彩文 . 生脉注射液治疗血液透析中的低血压 30 例 [J]. 陕西中医，2010，（02）：173-174

摘要： 目的是观察生脉注射液治疗血液透析中的低血压的临床疗效。方法：血液透析过程中出现低血压时静脉滴注生脉注射液。结果：总有效率 86.7％。结论：在血液透析的过程中出现低血压，静脉滴注生脉注射液具有治疗低血压的功效。

52. 王绍华，邱模炎，李葆青，等. 邱模炎应用生脉不同剂型防治透析低血压的临床经验 [J]. 中华中医药杂志，2010，（04）：634-636

摘要：文章总结邱模炎教授治疗透析低血压的临床经验，认为气阴两虚证候为透析低血压发生的病理基础，根据透析低血压发生时临床症状的严重程度，合理应用不同生脉剂型，同时配合西医控制透析低血压的方法，保证了透析及超滤能够顺利完成，提高了患者的透析质量和生活质量。

53. 仲崇涛，闫洪泉，薄庆. 参松养心胶囊治疗低血压性眩晕疗效观察 [J]. 中国误诊学杂志，2010，（13）：3054-3055

摘要：目的是探讨参松养心胶囊治疗低血压性眩晕的疗效。方法：选择低血压性眩晕患者 100 例，随机分为参松养心胶囊治疗组 60 例，对照组 40 例。参松养心胶囊治疗组给予参松养心胶囊治疗，对照组给予谷维素治疗。观察两组治疗方法对低血压性眩晕患者的疗效。结果：参松养心胶囊治疗组在治疗低血压性眩晕患者的痊愈率、有效率、总有效率方面明显优于对照组。结论：参松养心胶囊可有效治疗低血压性眩晕患者。

54. 马秀萍，邵丽黎. 芪归升压汤治疗低血压 36 例 [J]. 中国中医药现代远程教育，2010，（04）：27

摘要：目的是中药治疗低血压的临床疗效观察。方法：以自拟芪归升压汤为基础方益气养血，灵活加减水煎服用。结果：临床观察 36 例，其中治愈 13 例，显效 22 例，无效 1 例，总有效率 97.2%。结论：自拟治疗症状性低血压疗效满意。

55. 王英杰，迟云涛. 生脉注射液治疗心肌梗死溶栓后低血压 [J]. 中国中医药现代远程教育，2010，（07）：82

摘要：目的是观察生脉注射液对急性心肌梗死溶栓后低血压的疗效。方法：60 例心肌梗死溶栓后低血压患者随机分为治疗组与对照组，对照组使用多巴胺等升压药及适当液体常规治疗，治疗组在上述治疗基础上联用生脉注射液。结果：使用生脉注射液治疗组疗效优于对照组（$P<0.05$）。结论：生脉注射液纠正心肌梗死溶栓后低血压有效可靠。

56.付晋利，罗长江.生脉注射液防治透析相关性低血压的临床疗效观察[J].中国现代药物应用，2010，（14）：159-160

摘要：目的是观察生脉注射液防治反复发生的血液透析相关性低血压（IDH）的临床疗效。方法：选择25例血液透析相关性低血压患者，透析过程中给予患者生脉注射液40～60ml加5%葡萄糖注射液250ml静脉缓慢滴注。结果：生脉注射液能降低血液透析相关性低血压的发生率。结论：生脉注射液能有效防治血液透析相关性低血压的发生。

57.丁瑾.参麦注射液治疗血液透析相关性低血压疗效观察[J].中医药临床杂志，2010，（05）：432-433

摘要：目的是观察参麦注射液治疗血液透析相关性低血压的治疗效果。方法：将28例血液透析相关性低血压患者按低血压发作的顺序随机分成2组，观察组（62例次）采用参麦注射液治疗，对照组（62例次）用传统方法治疗，观察治疗前后血压的变化及低血压症状改善情况。结果：观察组治疗低血压疗效明显优于对照组，具有显著性统计学意义（$P<0.05$）。结论：参麦注射液能明显改善透析中的低血压，升压效果明显。

58.陈黎军，叶水利.调压胶囊治疗原发性低血压270例[J].陕西中医，2010，（10）：1313-1314

摘要：目的是观察疏肝、化痰类中药配伍治疗原发性低血压临床疗效。方法：采用调压胶囊（白芍、柴胡、防风、法半夏、陈皮、茯苓、琥珀等）治疗原发性低血压270例。结果：降压总有效率为94.81%，治疗前后血压变化有显著性差异（$P<0.01$）。结论：调压胶囊具有燮理升降，调节血压的作用，

治疗原发性低血压证属肝脾不和、升降失司者可获得满意疗效。

59. 高永辉，陈淑萍，王俊英，等. 不同穴组电针对大鼠血压及心率变异性的影响 [J]. 针刺研究，2009，（01）：21-26

摘要： 目的是探讨电针不同穴组对失血性低血压大鼠的血压、心率及自主性神经活动的影响。方法：雌性 Wistar 大鼠 70 只，随机分为模型对照组、内关 – 大陵组、外关 – 阳池组、天枢 – 外陵组、大肠俞 – 气海俞组、百会 – 前神聪组、光明 – 悬钟组，每组 10 只。采用颈动脉放血法造成低血压模型，电针上述穴位 30 分钟，记录颈动脉血压和颈 – 胸导联心电图，分析心率变异性（HRV）频谱的变化。结果：失血后，大鼠平均动脉压明显降低（与失血前比较 $P<0.05$），心率变化不大。与对照组比，失血后 15 分钟、30 分钟时电针内关 – 大陵组和光明 – 悬钟组，失血后 30 分钟时电针天枢 – 外陵组、百会 – 前神聪组平均动脉压均显著升高（$P<0.05$）。失血 30 分钟时，内关 – 大陵组和光明 – 悬钟组的升压作用明显优于外关 – 阳池组、大肠俞 – 气海俞组及百会 – 前神聪组（$P<0.05$）。失血后，HRV 中低频带（LF）、低频带 / 高频带（LF/HF）比值、极低频带（VLF）明显增加；与对照组比，电针内关 – 大陵组和光明 – 悬钟组失血后 30 分钟 LF，LF/HF 及 VLF 均明显降低（$P<0.05$），提示电针改善了交感 / 迷走神经的失衡状态。结论：电针不同的穴组对低血压大鼠的血压、心率及自主神经有不同的调节作用，"内关 – 大陵"和"光明 – 悬钟"的调节作用较强；这一作用有可能是通过调整自主神经的平衡而实现。

60. 喻红. 生脉注射液治疗透析相关性低血压 36 例疗效观察 [J]. 中国医药导报，2009，（08）：63-64

摘要： 目的是观察生脉注射液治疗透析相关性低血压的疗效。方法：36 例发生透析相关性低血压的维持性血液透析患者随机分为两组，对照组 16 例给予 50% 葡萄糖静脉滴注 + 常规治疗，治疗组给予生脉注射液治疗低血压，并连续观察两组各 5 次的治疗效果。结果：生脉注射液治疗组低血压发生率低于对照组，差异有统计学意义（*P*<0.01）；治疗组治疗有效率高于对照组，差异有统计学意义（*P*<0.05）。结论：生脉注射液治疗透析相关性低血压疗效确切，值得临床推广应用。

61. 包崑，杨霓芝，林启展，等. 中药透析液对血液透析过程中低血压发生的干预作用 [J]. 时珍国医国药，2009，（04）：949-950

　　摘要：目的是研究中药透析液对维持性血液透析患者（maintenance hemodialysis，MHD）透析过程中低血压发生的干预作用。方法：MHD 患者随机分为常规透析液组 60 例、常规透析液组 + 中药静脉滴注组 41 例和中药透析液组 44 例。中药透析液组是将益气固肾液加入常规碳酸氢盐透析的 B 液中制备而成。观察各组在血液透析治疗过程中低血压的发生情况，并检测各组治疗前后血浆中白介素 -6（IL-6）、肿瘤坏死因子 -α（TNF-α）水平的变化。结果：静脉滴注 + 透析组和中药透析组均能有效预防低血压的发生，与常规透析组比较，有极显著之差异（*P*<0.005），静脉滴注 + 透析组和中药透析组这两组间比较也有极显著之差异（*P*<0.005），说明中药透析组在预防低血压发生方面更为突出。同时检测发现，中药透析组治疗后 TNF-α，IL-6 水平较治疗前有所降低（*P*<0.05），组间比较显示，治疗后中药透析组的 TNF-α，IL-6 水平也低于其他两个对照组（*P*<0.05）。结论：中药透析液能有效防治透析中低血压的发生，可能与改善了透析膜的生物相容性有关。

62. 金侣位，朱江. 针灸治疗低血压的系统评价 [J]. 针灸临床杂志，2009，（05）：37-41+4

　　摘要：目的是系统评价针灸治疗低血压的疗效。方法：对针灸治疗低血压的随机对照试验或半随机对照试验按 Cochrane 协作网推荐的方法进行系统评价。结果：4 项针灸治疗低血压的临床随机对照试验符合纳入标准，均为低质量试验。纳入范围从 52 例至 240 例，共 463 例。在原发性低血压研究，针灸疗法与其他疗法的有效率比较无统计学意义（RR1.11，95％CI0.95 ~ 1.29），但远期疗效的有效率比较有统计学意义（RR1.46，95％CI1.05 ~ 2.02），针灸疗法（针刺加中药）优于其他疗法（西药）。在直立性低血压研究中，针灸加西药疗法与西药疗法的有效率比较有统计学意义（RR2.26，95％ CI0.84 ~ 3.68），针灸加西药疗法优于西药疗法。结论：目前无足够证据证明针灸与其他疗法比较对治疗低血压更为有效，尚需更多设计严谨的高质量随机对照试验。

63. 赵巧萍，吕宏云，卢巧英. 生脉注射液防治血液透析中低血压的临床观察 [J]. 浙江中医药大学学报，2009，（03）：362-363

摘要： 目的是观察生脉注射液对血透低血压的临床疗效。方法：将 60 例病人随机分为治疗组 30 例，对照组 30 例。治疗组予常规处理加生脉注射液，对照组予常规处理，观察两组临床疗效。结果：总有效率治疗组为 96.7％，对照组为 76.7％（$P<0.05$）。结论：生脉注射液可显著提高血透低血压的临床疗效。

64. 谢仁谦. 生脉注射液治疗戒断综合征重症的温阳升压作用研究 [J]. 新中医，2009，（09）：59-60+8

摘要： 目的是评价生脉注射液对阿片戒断综合征重症的温阳升压作用及整体疗效。方法：采用分层随机抽样法，将 62 例海洛因成瘾者分成生脉注射液组 32 例，多巴胺组 30 例，进行疗效对照研究。结果：生脉注射液治疗阿片戒断综合征重症的温阳升压作用和整体疗效均优于多巴胺（$P<0.01$）。结论：生脉注射液对阿片戒断综合征重症的温阳升压作用和整体疗效肯定，无不良反应，且无成瘾性。

65. 吴宝荣，张小平. 参麦注射液治疗低血压性脑梗死 52 例临床疗效观察

[J]. 现代医药卫生，2009，（24）：3712-3713

摘要：目的是评价参麦注射液治疗低血压性的脑梗死临床治疗效果。方法：收集我院脑梗死患者98例，随机分为两组，参麦注射液治疗组52例，对照组46例。结果：治疗组与对照组前后血压均值及神经功能缺损评分比较，两组有显著性差异。结论：参麦注射液治疗低血压性脑梗死有显著疗效。

66. 熊清玓，曾礼华，向彩春. 血液透析相关性低血压的中医药防治研究概况 [J]. 辽宁中医药大学学报，2009，（12）：78-79

摘要：低血压是血液透析最常见的并发症，不及时纠正常会引起严重的后果，甚至危及患者生命，因此，在血透的过程中及时纠正或透析前进行积极的预防低血压的发生尤为重要。不少研究报道中医药在防治血液透析相关性低血压方面有较好的效果。对中医药防止血液透析相关性低血压的研究进行综述，以全面的了解当前中医药防治血液相关性低血压的状况。

67. 龙冬艳，龙运光. 自拟侗医益气升阳汤治疗原发性低血压40例 [J]. 中国民族医药杂志，2009，（07）：13

摘要：自拟侗医益气升阳汤治疗慢性低血压40例，结果：痊愈24例，有效14例，无效2例，总有效率95%。提示：运用自拟侗医益气升阳汤治疗原发性低血压效果显著。

68. 张静仪，黄文硕，叶红波. 生脉注射液治疗透析相关性低血压16例疗效分析 [J]. 中国中医药现代远程教育，2008，（12）：1493-1494

摘要：目的是观察生脉注射液治疗透析相关性低血压的疗效。方法：对16例发生透析相关性低血压的维持性血液透析患者进行自身配对分组，先后给予50%葡萄糖静脉滴注＋常规治疗及生脉注射液治疗低血压，并连续观察两组各5次的治疗效果。结果：生脉注射液治疗组低血压发生率低于对照组（$P<0.05$），且在改善症状和副作用方面优于对照组。结论：生脉注射液治

疗透析相关性低血压疗效确定，不良反应少。

69. 崔相华.补中益气汤治疗低血压 [J].内蒙古中医药，2008，（03）：31. 李丽芝.参附注射液治疗心肺复苏后低血压 32 例疗效观察 [J].中国中医急症，2008，（01）：54

摘要：目的是观察参附注射液对心肺复苏后低血压的临床疗效。方法：对 32 例心肺复苏后低血压患者予参附注射液静脉滴注，并与西药多巴胺组对照。结果：两组综合疗效及起效时间差异无显著。结论：参附注射液对心肺复苏后低血压疗效确切。

70. 张慧英，高雪娟.升压汤加减治疗低血压 60 例临床观察 [J].中西医结合心脑血管病杂志，2008，（01）：102-103

摘要：目的是观察升压汤加减治疗原发性低血压的临床疗效。方法：采用随机单盲法，将 114 例病人随机分成两组，治疗组 60 例，对照组 54 例，两组均连续用药 4 周。结果：治疗组总有效率为 91.67%，对照组为 22.22%，两组比较有统计学意义（$P<0.05$）。治疗组经治疗后血压上升明显（$P<0.01$），且与对照组比较有统计学意义（$P<0.05$）。治疗期间未见不良反应。结论：加减升压汤作用温和，是治疗低血压的一种有效而安全的药物。

71. 金华锋.益气温阳法治疗原发性直立性低血压 17 例 [J].新中医，2008，（02）：77

摘要：目的是观察益气温阳法治疗原发性直立性低血压的临床疗效。方法：以益气温阳法组方治疗 17 例患者，观察治疗 15 天、30 天时直立位收缩压的变化。结果：治疗 15 天、30 天时患者收缩压明显升高，与治疗前比较，差异均有非常显著性意义（$P<0.01$）；治疗 30 天与 15 天比较，血压有进一步升高，差异有非常显著性意义（$P<0.01$）。结论：益气温阳法治疗原发性直立性低血压有较好疗效。

72. 刘小沛，刘丹．补中益气汤加味治疗低血压眩晕 30 例 [J]. 陕西中医，2008，（02）：162-163

摘要： 目的是观察补中益气汤加味治疗低血压眩晕的疗效。方法：治疗组采用补中益气汤（党参、黄芪、炙甘草、当归、陈皮、升麻等）治疗本病例 30 例，结果：总有效率 96.6%。提示：本方对本病具有补养气血，健脾益胃，升举清阳的功效。

73. 康云华，周云江，王建全，等．参麦注射液合中药治疗低血压的临床研究 [J]. 现代中西医结合杂志，2008，（12）：1824-1825

摘要： 目的是进一步验证参麦注射液治疗低血压的临床效果，拓宽用药途径。方法：随机登记入选病例，依次分组进行验证观察，单号为对照组，给予 10% 葡萄糖注射液 + 能量合剂；双号为实验组，采用 5% 葡萄糖注射液 + 参麦注射液及中药治疗。结果：对照组治疗患者 32 例，有效 9 例，有效率为 28%；实验组治疗患者 45 例，有效 41 例，有效率为 91%，2 组间有非常显著性差异（$P<0.005$）。结论：参麦注射液对低血压疗效显著，与初步观察结果相当，可作为治疗的首选药物，佐以中药效果更佳。

74. 冯胜奎，赵文学，叶纯，等．中药、针刺结合治疗血液透析中低血压并发肌痉挛的临床观察 [J]. 北京中医药，2008，（08）：617-619

摘要： 目的是观察针刺加含服人参治疗血液透析中低血压及肌痉挛并发症的临床疗效。方法：将 70 例血液透析中曾并发低血压和肌痉挛的患者随机分为治疗组与对照组各 35 例，对照组给予西医常规治疗，治疗组在对照组治疗方法的基础上采用中药、针刺结合治疗。疗程均为 26 周。观察患者血液透析中低血压及肌痉挛并发症的发生情况。结果：两组血液透析中低血压及肌痉挛并发症发生率比较差异有统计学意义（$P<0.05$）。结论：针刺加含服人参可以明显降低患者血液透析中低血压及肌痉挛并发症的发生率。

75. 谢霞，陈邦国，钱春艳，等．电针不同穴位对低血压模型大鼠血压的影响 [J]．湖北中医学院学报，2008，（02）：11-12

摘要： 目的是观察电针不同穴位对低血压模型大鼠血压的影响。方法：将 60 只 SD 大鼠随机分为 6 组，即合谷组、偏历组、曲池组、外关组、阳池组、消泺组。缩窄腹主动脉法建立低血压模型，并给予电针治疗 1 次，分别测量各组大鼠造模前及治疗前、后血压。结果：合谷、偏历、曲池组大鼠血压均升高，治疗前、后血压比较具有极显著性差异（$P<0.01$）；外关、阳池、消泺组治疗前、后血压比较无显著性差异。结论：电针合谷、偏历、曲池穴能改善低血压模型大鼠低血压状态，外关、阳池、消泺穴对低血压状态无明显影响。

76. 陈国姿，田锦鹰，马祖等，等．参麦注射液防治血液透析过程中低血压的临床研究 [J]．贵阳中医学院学报，2007，（02）：33-36

摘要： 目的是观察血液透析患者透析过程中低血压发生前夕的临床表现，观察参麦注射液干预结果，为早期防治低血压提供依据。方法：动态观察血液透析过程中 200 例次低血压的前后临床表现及其血压变化。随机分成两组，两组均采取减少透析脱水超滤率，此基础上治疗组使用参麦注射液防治，对照组不使用参麦注射液作为对照，并进行统计处理。结果：血液透析过程中低血压发生前或低血压早期的临床症状以头晕、哈欠、视物不清较明显；大多数患者舌质淡，少苔或苔白腻，脉微、细或见芤脉；动态血压观察发现，血压下降患者，收缩压常常呈现 3 种模型。使用参麦注射液纠正低血压总有效率 88%，对照不使用参麦注射液组有统计意义。结论：观察血液透析患者透析过程中低血压发生前夕的临床表现，对低血压有预示作用。通过使用参麦注射液能有效预防及及时纠正血液透析前后发生的低血压，并减轻低血压伴随症状。

77. 曹钋，肖永华，韩玉磊，等．生脉注射液治疗血液透析相关低血压疗

效观察 [J]. 中国临床医生，2007，（05）：35-36

摘要：目的是探讨生脉注射液在治疗血液透析相关低血压的适应证、疗效和使用方法。方法：60 例血液透析相关低血压患者随机分为 2 组，分别采用生脉注射液和常规治疗，观察两组治疗效果。结果：生脉注射液治疗组低血压发生率低于对照组。结论：生脉注射液能降低血液透析相关低血压的发生率。

78. 王宁波, 李希睿. 中医辨证治疗低血压60例临床观察 [J]. 宁夏医学杂志，2007，（04）：362-363

摘要：目的是观察中药治疗低血压的疗效。方法：将低血压 60 例随证分为气血两虚、肝肾阴虚、气阴两虚、气虚血瘀等基本证型并根据具体情况治疗兼证。结果：痊愈 21 例，显效 24 例，有效 10 例，无效 5 例，总有效率 91.67%。结论：中医辨证治疗低血压具有疗效可靠、作用缓和持久、不良反应小、复发率低的优点。

79. 龙维群. 生脉注射液治疗血液透析中低血压的疗效观察 [J]. 现代医药卫生，2007，（12）：1796-1797

摘要：目的是观察生脉注射液在血液透析中患者发生低血压的临床疗效。方法：选择血液透析过程中发生低血压的患者 15 例（197 次透析），透析中给予患者生脉注射液 20～60ml 加生理盐水 100ml 静脉缓慢滴注，观察患者的血压、心率变化及临床症状。结果：显效 123 例次，有效 34 例次，进步 19 例次，无效 21 例次，总有效率 89.3%。结论：生脉注射液治疗血液透析中低血压有效。

80. 闫建玲, 高美琳. 参麦注射液辅助治疗急性心肌梗死病人低血压状态的临床观察 [J]. 中西医结合心脑血管病杂志，2007，（06）：537

摘要： 目的是探讨参麦注射液辅助治疗急性心肌梗死病人低血压状态的治疗作用。方法将21例急性右心室心肌梗死伴低血压状态的病人随机分为两组。对照组采用常规治疗，治疗组在对照组的基础上加用参麦注射液，比较两组使用多巴胺持续时间及使用的最大浓度。结果：与对照组相比，治疗组使用多巴胺时间明显短于对照组（$P<0.05$），并使多巴胺的最大使用浓度减低（$P<0.05$）。结论：急性心肌梗死合并低血压状态时给予参麦注射液可以达到更好的治疗效果。

81. 田正良，金晶. 自拟升压汤治疗原发性低血压78例 [J]. 陕西中医，2007，（10）：1300−1301

摘要： 目的是探讨自拟升压汤治疗原发性低血压的临床疗效。方法：采用升压汤（黄芪、党参、白术、炙甘草、当归、麦冬、五味子、桂枝、麻黄等）治疗78例原发性低血压，疗程为2周。结果：总有效率91.7%。提示：升压汤是治疗原发性低血压的有效治疗方剂。

82. 曾莉，冼启经. 参附注射液治疗血液透析相关性低血压 [J]. 广东医学，2007，（12）：2025−2026

摘要： 目的是观察参附注射液对血液透析相关性低血压的临床疗效。方法：采用随机对照研究，将60例患者随机分为观察组40例，对照组20例。观察组予50g/L葡萄糖注射液加参附注射液，对照组仅予50g/L葡萄糖注射液静脉注射，观察两组血压、心率、复发情况及营养指标等。结果：观察组总有效率较对照组高（$P<0.05$），复发率较对照组低（$P<0.05$），观察组心率、心衰及血浆白蛋白（ALB）、C反应蛋白（CRP）有明显改善（$P<0.05$），而对照组无改变。结论：参附注射液可显著提高血液透析相关性低血压的临床疗效，减少复发，改善心血管功能，还可能改善营养不良及炎症状态，但其作用机制尚需进一步研究。

83.赵贵锋，葛德元，丁力平，等．生脉液拮抗心力衰竭性低血压多巴胺依赖的临床观察 [J].心血管康复医学杂志，2006，（02）：179-181

摘要： 目的是观察生脉注射液拮抗多巴胺药物依赖作用的临床疗效及两药联用对充血性心力衰竭（CHF）性低血压的治疗效果。方法：60 例 CHF 性低血压患者，随机分为两组，在常规抗心力衰竭治疗基础上，治疗组 30 例采用生脉注射液联用多巴胺静脉给药，对照组 30 例采用多巴胺静脉给药，对比观察用药前后的血压、心率变化，心功能改善情况及多巴胺撤药时间。结果：用药后治疗组患者血压提升及心功能改善情况均优于对照组（$P < 0.05$）；多巴胺撤药时间亦明显短于对照组（$P < 0.01$）。对照组有 5 例患者出现多巴胺依赖现象。结论：生脉注射可有效拮抗多巴胺药物依赖作用，两药联用治疗心力衰竭性低血压疗效显著。

84.郑春容．高丽参注射液治疗血液透析患者低血压的临床效果 [J].现代医药卫生，2006，（11）：1712

摘要： 目的是观察高丽参注射液对血液透析患者低血压的治疗效果。方法：比较 8 例经常发生低血压的血液透析患者在使用高丽参注射液前后的血压。结果：在血液透析中出现低血压时应用高丽参注射液静脉推注后患者血压明显回升。结论：高丽参注射液用于治疗低血压效果好，减少透析过程出现的严重并发症，尤其对经常发生低血压的患者尤为适宜。

85.张慧英．复方升压饮治疗原发性低血压57例 [J].实用医技杂志，2006，（15）：2656-2657

摘要： 近年来，原发性高血压的防治越来越受到人们的重视，而原发性低血压的研究却少有人问津，我们采用自拟复方升压饮治疗原发性低血压57例，取得一定疗效，其升压作用温和，未见任何不良反应。

86.胡长安，臧美玉．大剂量参麦注射液纠正规律血液透析中低血压 [J].

浙江中医药大学学报，2006，（04）：368

　　摘要： 目的是探索血液透析中低血压有效治疗方法。方法：对 38 例透析患者每日静推参麦注射液 60ml，半个月为 1 个疗程。结果：透析患者低血压现象明显减少。结论：参麦注射液能明显改善透析中低血压症状。

　　87.蒋宇峰，何立群，沈沛成.生脉注射液联合管通治疗血透相关性低血压的疗效观察 [J].新中医，2006，（10）：61-62

　　摘要： 目的是观察中药生脉注射液联合管通治疗血透相关性低血压的临床疗效。方法：选择 18 例在血液透析中反复发生透析性低血压的维持性血透患者 352 例次，随机分为对照组 152 例次和治疗组 200 例次。对照组于透析前 30 分钟口服管通 5mg，透析后 1 小时加服管通 5mg；治疗组在同样使用管通的同时，透析中加用生脉注射液 60ml 缓慢静脉滴注。观察两组的临床疗效、血压、心率的变化情况。结果：总有效率治疗组为 88.5%，对照组为 69.7%，两组比较，差异有显著性意义（$P<0.05$）。透析中 2 小时治疗组收缩压、舒张压、平均动脉压均高于对照组，与对照组比较，差异均有非常显著性意义（$P<0.01$）。透析后平均动脉压 2 组比较，差异有显著性意义（$P<0.05$）。两组心率在透析前后无明显差异。结论：生脉注射液联合管通治疗血透相关性低血压有显著的临床疗效，并能改善心血管功能。

　　88.吴春华，吴春玉.参附注射液治疗 30 例老年冠心病合并低血压 [J].延边大学医学学报，2006，（04）：267-268

　　摘要： 目的是观察参附注射液治疗老年冠心病合并低血压患者的疗效。方法：将 60 例冠心病合并低血压患者分为 2 个组，在常规治疗基础上给予治疗组患者参附注射液，给予对照组患者舒血宁，两组均每日 1 次，连续 10 天。结果：治疗组总有效率明显高于对照组。讨论：参附注射液是治疗老年冠心病合并低血压患者的有效药物。

89. 杨引，刘欣，张良清，等. 生脉注射液对老年患者硬膜外麻醉所致低血压的防治作用 [J]. 中国中医急症，2005，（05）：442-443+500

摘要： 目的是探讨生脉注射液防治老年患者硬膜外麻醉（CSEA）所致低血压的可行性。方法：将 84 例需行 CSEA 的老年患者随机分为两组，治疗组于麻醉前输入生脉注射液 60 ~ 100ml，对照组常规输入平衡液；观察两组患者的血压变化。结果：治疗组血压下降程度及低血压发生率均低于对照组，且发生时间延迟。结论：对于老年人 CSEA，预防性静注生脉注射液可有效降低低血压的发生率，且方法简单、安全。

90. 赵玉良，朱守营，颜丽君，等. 参麦注射液治疗体外循环心脏瓣膜置换术后低血压 21 例 [J]. 陕西中医，2005，（11）：1188-1189

摘要： 目的是研究参麦注射液在心脏瓣膜置换术后发生低血压时使用所产生的效果。方法：收集整理分析我院 2001 年至 2005 年五月使用参麦注射液治疗心脏瓣膜置换术低血压 21 例材料。结果：使用参麦注射液治疗的效果与未用的病例有差异（$P<0.05$），减少了血管活性药物的用量。结论：参麦注射液是治疗心脏瓣膜置换术后低血压的有效药物。

91. 甘斌. 芪参虫草酒治疗低血压 105 例临床体会 [J]. 贵阳中医学院学报，2004，（03）：19-20

摘要： 目的是观察中药芪参虫草酒对低血压的临床治疗效果。方法：将低血压患者随机分成两组，对照组 35 例服补中益气丸。治疗组 105 例服芪参虫草酒。结果：治疗组临床疗效优于对照组。结论：中药芪参虫草酒治疗低血压疗效可靠。

92. 刘志新，张学芳. 乌灵胶囊辅佐治疗低血压眩晕疗效观察 [J]. 中医药学刊，2004，（10）：1944

摘要： 目的是研究乌灵胶囊对低血压眩晕疗效。方法：两组病例均在常规方法积极治疗同时，治疗组 40 例加用乌灵胶囊，对照组 40 例加用七叶神安片。结果：治疗组有效率为 87.5%，而对照组有效率为 72.5%。两组疗效差异有显著性意义（P<0.01）。结论：乌灵胶囊对低血压眩晕有较好的辅佐治疗作用，且起效快，未发现有明显不良反应。

93. 吕新亮，郭纯，王瑞铎，等. 益气升阳活血法治疗低血压的研究 [J]. 现代中西医结合杂志，2004，（22）：2954-2955

摘要： 目的是观察益气升阳活血法治疗低血压的临床疗效。方法：将 400 例低血压患者随机分为两组，治疗组以益气升阳活血法治疗，对照组以益气养阴法治疗，疗程均为 3 周。结果：治疗组升高血压的作用总有效率为 94.7%，对照组为 52.0%，两组比较有显著性差异（P<0.01）；治疗组在升高血压的同时，对低血压的临床症状有良好的改善作用，总有效率为 94.0%，对照组为 81.0%，两组比较有显著性差异（P<0.01）。结论：益气升阳活血法对低血压有较好的治疗效果。

94. 赵玉良，陆忠良，祝旺. 参麦注射液治疗先天性心脏病术后低血压 32 例 [J]. 浙江中医学院学报，2004，（06）：16

摘要： 目的是探讨参麦注射液在先天性心脏病手术后发生低血压的疗效。方法：收集、分析该院 2000—2003 年应用参麦注射液治疗先天性心脏病体外循环术后低血压 32 例资料。结果：参麦注射液治疗低血压较不用参麦注射液治疗有效率高（P<005）。结论：参麦注射液是治疗先天性心脏病体外循环术后低血压的有效药物。

95. 冯惠芳，毛朝旭，陈小平，等. 参附注射液治疗急性下壁心肌梗死并低血压临床观察 [J]. 中西医结合心脑血管病杂志，2003，（10）：610-611

摘要： 目的是评价参附注射液治疗急性下壁心肌梗死合并低血压状态病人疗效及安全性。方法：总结我院 2001 年 10 月至 2003 年 1 月急性下壁心肌梗死合并低血压状态病人 50 例，其中参附组（治疗组）25 例，多巴胺组（对照组）25 例，观察其临床疗效。结果：两组用药后血压回升明显。治疗组升压总有效率为 100%，对照组升压总有效率为 76%，治疗组未见不良反应，对照组发生心律失常率为 40%。结论：参附注射液在治疗急性下壁心肌梗死合并低血压状态效果明显，无不良反应发生。

96. 吴军. 自拟参芪汤治疗低血压 104 例 [J]. 四川中医，2002，（01）：37

摘要：以培补脾肾、补益气血为治疗原则，自拟参芪汤治疗低血压 104 例，结果治愈率 82.8%。结论：自拟"参芪汤"，有"感应原样"作用，直接兴奋心脏，加快心率，增加心的排出量，改善微循环，从而使血压升高。

97. 张志红. 参芪精草升压汤治疗原发性低血压 69 例 [J]. 陕西中医，2002，（02）：107-108

摘要：目的是探讨中医药治疗原发性低血压的疗效。方法：采用自拟参芪精草升压汤（党参、黄芪、黄精、生甘草、升麻、柴胡等）治疗原发性低血压 69 例。结果：总有效率 95.65%。提示：本法有补气养血，升阳升压的作用。

98. 王庆莲，马玉光. 加味补中益气汤治疗低血压头痛 41 例 [J]. 陕西中医，2002，（12）：1085

摘要：目的是探索中医药治疗低血压头痛的疗效。方法：采用加味补中益气汤口服，疗程 14 天，治疗低血压状态头痛 41 例。结果：总有效率 95.1%。提示：补中益汤是治疗中气下陷型低血压头痛的有效方剂。

99. 刘海荣，潘为兰，刘庆，等. 电针、生脉、管通对脑血栓患者低血压疗效的对比观察 [J]. 中国针灸，2002，（07）：5-7

摘要：目的是比较 3 种不同方法对脑血栓患者低血压的疗效。方法：选择脑血栓病人伴低血压者 68 例，由 CT 或 MRI 确诊，排除心排血量不足、血容量不足所致低血压及基础血压偏低者，观察电针、静脉滴注生脉、口服管通对血压的作用及对脑血栓的疗效。结果：病程第 7 日血压开始明显回升，第 14 日达高峰，以生脉组最为显著；病程第 28 日，神经功能缺失评分比较，以电针组效果最好。结论：电针及生脉疗法对血压的提升有较好疗效；电针对脑血栓病人的预后优于生脉组。

100. 刘洲，缪新文，蒋旭金，等. 丽参注射液治疗血透相关性低血压 30 例疗效观察 [J]. 中医杂志，2002，（12）：917-918

摘要：目的是观察丽参注射液治疗血透相关性低血压的临床疗效并探讨其机理。方法：采用前瞻对照研究，将 50 例患者随机分为治疗组及对照组。治疗组予 50% 葡萄糖注射液加丽参注射液，对照组予 50% 葡萄糖注射液静脉注射，观察两组临床疗效、血压、心率、复发情况及用全自动生化仪测定血浆渗透压，放免法测定血浆内皮素（ET）、前列环素（PGI_2）、血栓素 B2（TXB2）含量，比色法测定血一氧化氮（NO）含量。结果：治疗组总有效率较对照组高，差异有显著性意义（$P<0.05$），复发率较对照组低，差异有非常显著性意义（$P<0.01$），两组治疗前后血压及血浆渗透压差异无显著性意义（$P>0.05$），但治疗组心率及心衰改善较对照组差异有非常显著性意义（$P<0.01$）。治疗组治疗后 ET、TXB2 水平上升，NO，PGI_2 水平下降，疗后与疗前差异有非常显著性意义（$P<0.01$）；对照组治疗前后差异无显著性意义（$P>0.05$）。结论：丽参注射液可显著提高血透相关性低血压的临床疗效，减少复发，改善心血管功能。此作用与其较好调整血管内皮细胞分泌功能而发挥升血压的作用有关。

101. 刘洲，谢桂权，汤水福，等. 血透相关性低血压的中医治疗策略 [J]. 新中医，2001，（09）：6-7

摘要：探讨血透相关性低血压的中医辨证治疗策略。在低血压早期，辨证为气阴两虚证，治以益气养阴，用生脉注射液或丽参注射液；在低血压晚期，辨证为气随液脱之证，治以益气固脱，用参附注射液。中医辨证治疗较常规静脉推注高渗糖等疗效显著，对提高患者心血管功能稳定性有良好的疗效。

102. 翁工清. 保元生脉汤治疗低血压 60 例 [J]. 四川中医，2001，（12）：27–28

摘要：目的是观察保元生脉汤治疗低血压的疗效。方法：以古方生脉保元汤和保元汤组成保元生脉汤，每日服 1 剂，50 日为 1 个疗程。结果：治疗低血压 60 例，显效（2 年以上未见复发者）48 例，有效 8 例，总有效率93.3%。结论：保元生脉汤能升压稳压，远期疗效满意。

103. 周国英，林松波，李翠云，等. 原发性低血压气虚证及阴虚证心功能指标的研究 [J]. 福建中医学院学报，2001，（04）：1–4

摘要：通过彩色超声心动图检测，观察原发性低血压患者气虚证、阴虚证在心功能指标上的变化。结果表明，气虚证较阴虚证 FS，ESS，E/A 明显降低，其左心室壁相对较薄，为临床治疗本病提供实验室依据。

104. 师静璐. 生脉注射液对急性下壁合并右室壁心肌梗死血压、心率及尿量的影响 [J]. 河北中医，2001，（09）：708–709

摘要：目的是观察生脉注射液对急性下壁合并右心室壁心肌梗死血压、心率及尿量的影响。方法：选择急性下壁、右心室壁心肌梗死患者 51 例，均有不同程度的低血压及过缓型心律失常，在常规心肌梗死治疗基础上加用生脉注射液。结果：治疗组较对照组收缩压（SBP）、平均动脉压（MAP）、心率（HR）及尿量，均有显著差异（$P<0.05$ 和 $P<0.01$）。结论：生脉注射液对急性下壁、右室壁心肌梗死合并低血压及过缓型心律失常有较好的临床疗效。

105.邱春復.耳穴贴压对异常动脉血压的即时调整 [J].上海针灸杂志，2001，（04）：11-13

摘要：目的是观察用王不留行籽贴压耳穴对异常动脉血压（高血压与低血压）及心血管功能的即时影响。结果：高血压即时有效率为89.6%，低血压即时有效率为88.0%。耳穴贴压可改善心血管功能。结论：耳穴贴压对血压具有较明显的即时疗效。通过改变心泵力引起其他心血管功能的改变而调整异常动脉血压。

106.王吉军.三仁汤治疗低血压 [J].陕西中医函授，2000，（03）：20

摘要：采服三仁汤（杏仁、苡仁、白仁、竹叶、厚朴、茯苓、猪苓、半夏）治疗低血压26例，总有效率96.1%。提示芳香燥湿，健脾渗湿亦是治疗本病脾失健运型的有效方法之一。

107.胡洁，谢吉民，高晓钦，等.电针对失血性低血压家兔心肌细胞游离钙镁浓度的影响 [J].针刺研究，1999，（02）：131-134

摘要：用 AR-CM-COM 阳离子测定系统和离子探针 Fura-2-AM 及 Furaptra-AM，观察了电针在治疗家兔实验性低血压时心肌细胞内游离钙离子浓度（Ca^{2+}）和游离镁离子浓度（Mg^{2+}）的变化情况。股动脉放血造成家兔失血性低血压，心肌细胞（Ca^{2+}）随血压降低而降低，（Mg^{2+}）则升高，（Ca^{2+}）/（Mg^{2+}）比值减小；电针拟"人中""承浆"穴位后，治疗组家兔血压及（Ca^{2+}）均明显高于低血压对照组，（Ca^{2+}）/（Mg^{2+}）比值相应增大；电针对正常家兔心肌细胞（Ca^{2+}）和（Mg^{2+}）均无明显影响。结果提示心肌细胞内游离（Ca^{2+}）、（Mg^{2+}）在针刺调整血压的过程中起着一定的作用。

108.丁有钦，吴辉，冼绍祥，等.升压胶囊治疗87例低血压临床疗效分析 [J].中药新药与临床药理，1999，（06）：330-332+380

摘要：应用随机法观察中成药升压胶囊治疗低血压症 57 例的疗效，并与 30 例补中益气丸组对照，疗程 3 周。结果显示，升压胶囊组升高血压的作用总有效率为 84.2%，对照组为 50%，统计学处理有显著性差异；治疗组在升高血压的同时，对低血压的临床症状有良好的改善作用，总有效率为 93%，对照组为 83.2%，两组有显著性差异；同时发现低血压症以气血两虚最多见，升压胶囊对低血压的气血两虚，气虚及脾肾阳虚型都有较好的疗效，升压胶囊在治疗低血压时，血压在一定疗程范围内呈平稳上升趋势，未发现上升至高血压界值，服用过程未发现与药物有关的毒副作用。

109. 李兴民，吴周强 . 炙甘草汤加减治疗低血压 54 例 [J]. 陕西中医，1996，（09）：387

摘要：采用炙甘草汤加减（炙甘草、桂枝、干姜、枳实、红参、麦冬、阿胶、干地黄、金香叶、竹节参等），治疗体质性低血压 54 例，升压作用平缓而持久，临床疗效显著。提示益气养血，温通经络，强心复脉是治疗本病的有效方法。

110. 李玺，戴信刚，张智燕 . 维压康冲剂治疗低血压 128 例 [J]. 陕西中医，1997，（03）：107

摘要：采用维压康颗粒（黄芪、党参、白术、黄精、柴胡、川芎、陈皮等）治疗低血压 128 例，总有效率为 96.1%。提示该药具有升阳益气，健脾养心功效，且有升压稳定、疗效满意、服用方便等优点。

111. 杨庆兰，杨庆连 . 悸眩汤治疗心悸眩晕 72 例 [J]. 陕西中医，1997，（03）：109

摘要：采用温通心肾阳气，益气升陷，活血化瘀法，自拟悸眩汤（桂枝、细辛、生黄芪、党参、白术、升麻、丹参等）治疗心率缓慢，低血压 72 例，有效率 91.7%。提示本法具有升高血压，增快心率，改善心脏传导作用。

112. 张祥官. 生脉散治疗低血压 30 例疗效观察 [J]. 苏州医学院学报，1997，（06）

摘要：采用中药生脉散煎服治疗抗休克后升压西药撤离困难 4 例，以及原因不明的低血压 26 例，结果：平均收缩压升高（2.2±0.7）kPa，舒张压升高（1.1±0.9）kPa。无明显不良反应。

113. 杨泉虎. 调脾升压汤治疗低血压 52 例 [J]. 陕西中医，1994，（03）：106

摘要：采用调脾升压汤（炙黄芪、山茱萸、麦冬、五味子、党参、当归、炒白术、炒枳实等）治疗低血压 52 例，总有效率 96.2%。提示本方具有调脾益胃，补气养血，温经升阳作用，是治疗低血压的有效方法。

114. 高钦颖，王晨霞，杨小娟. 升压丸治疗地方性低血压 104 例 [J]. 陕西中医，1994，（09）：395.

摘要：自拟升压丸（黄芪、山药、山茱萸、薏苡仁等）治疗延安市地方性低血压 104 例，血压及症状改善率分别为 97.1%，95.2%，且具有便廉效著、持久稳定等优点。提示补气升阳，健脾化痰是治疗本病的有效方法之一。

115. 刘安祥，乔志刚，韩德林，等. 加味生脉散泡剂治疗低血压 80 例 [J]. 陕西中医，1994，（09）：396

摘要：自拟加味生脉散泡剂（党参、麦冬、五味子、茯苓、当归等）治疗低血压 80 例，总有效率 100%。提示本方具有益气养阴，补益心脾的作用。

116. 何玺方，王克俭，梁惠英，等. 耳穴压豆配合补中益气丸治疗低血压 86 例 [J]. 山东中医杂志，1995，（04）：166

摘要：临沭县人民医院何玺方、王克俭，临沭县中医院梁惠英等采用耳穴压豆配合补中益气丸治疗低血压 86 例取得显效。

117. 杜功舜, 艾黎明. 利巴韦林治疗低血压休克期的流行性出血热 23 例 [J]. 新药与临床, 1991,（05）: 283–284

摘要: 本组采用利巴韦林（病毒唑 ribavirin）治疗流行性出血热低血压休克期的患者 23 例 [男 17 例, 女 6 例; 年龄 20—65 岁, 平均（44±15）岁], 每日 1g, 疗程 5 天。结果: 治疗组退热及血压稳定时间、少尿及多尿持续时间、尿蛋白消退及尿素氮（BUN）恢复正常时间均较对照组短（$P<0.05$）, 且未见明显不良反应。

118. 马超英, 万友生, 万兰清. 开闭固脱法治疗流行性出血热低血压休克的临床研究 [J]. 中国医药学报, 1991,（05）: 12–15+66

摘要: 本文以寒温统一的热病理论为指导, 应用开闭固脱法对照观察治疗流行性出血热低血压休克 106 例。结果表明, 治疗组治愈率明显优于对照组（$P<0.01$）。作者还对其机制进行了初步探讨。

119. 莫非凡, 严仁芳, 李仲愚, 等. 气功对老年虚证的双向调节作用及机理研究 [J]. 中西医结合杂志, 1991,（06）: 353–356

摘要: 本研究对 47 例经辨证为阴虚阳亢证的高血压患者（阴虚组）和 32 例辨证为阳虚证的低血压患者（阳虚组）分别进行了启元气功锻炼前后的血压测定、症状学观察、劳宫穴温度测定和甲皱、舌尖微循环动态观察。发现气功锻炼不仅可以使高血压患者的血压降低, 临床症状减轻或消失, 劳宫穴温度降低和微循环障碍得到明显改善, 还可以使低血压患者的血压升高及症状消失, 劳宫穴温度升高和微循环障碍改善。提示气功对虚证（阴虚、阳虚）及血压（高、低）可以起到双向调节作用, 认为气功对机体阴阳, 脏腑、经络、气血等失衡状态所起的动态调整平衡作用, 是通过机体"自我锻炼"来主动调整和控制达到的。

120. 何国兴. 升压汤治疗低血压症 64 例 [J]. 陕西中医函授, 1992,（05）：31

摘要： 低血压是内科常见病，多见于女性。其临床表现为头晕，头痛，易疲劳，手足不温，脉缓或迟，在体位变动，特别是突然起立时眼前发黑，头晕欲倒。笔者应用中药升压汤治疗此症 64 例，效果良好。

121. 麻福昌. 关元穴在急症中的应用 [J]. 中国针灸, 1993,（01）：23-24

摘要： 作者应用关元穴急救，主要经验是采用大艾炷（条）灸，取效为度。必要时随症辅以针刺人中、涌泉、内关，灸百会等。个别情况配合内服中药、静脉滴注液体，疗效满意。文中附有典型病例。

122. 牛振华，刘润来. 升压煎治原发性低血压症 85 例小结 [J]. 新中医, 1993,（03）：28-29

摘要： 本文以温阳、益气、养阴（血）立法，自拟升压煎治疗原发性低血压症 85 例，获满意效果，总有效率 97.6%。

123. 于琪. 参麦注射液防治血液透析患者低血压的临床观察. 导师：宋立群：黑龙江中医药大学, 2011.

摘要： 目的是观察参麦注射液治疗血液透析患者低血压的临床疗效，为血液透析患者低血压的中医药治疗提供临床依据。方法：选取血液透析低血压患者 60 例，分为治疗组（参麦注射液组）、对照组（盐酸米多君组），每组患者各 30 例，均给予常规血液透析，观察两组患者主要临床症状的改善情况以及血压、心率、生化指标、中医证候积分的变化并对总体疗效进行分析。结果：①治疗组透析中最低血压和透析后血压均高于对照组（$P<0.05$）；②治疗组患者心率低于对照组，（$P<0.05$）；③治疗组的临床

总有效率明显高于对照组（*P*<0.05）。结论：参麦注射液可改善血液透析患者低血压的临床症状，降低血液透析低血压的风险，提高患者的透析质量，值得临床进一步研究。

124.邱模炎，刘鹏，王红，等．灸药结合防治血液透析中低血压（厥脱证）的临床研究．中华中医药学会．"新成果·新进展·新突破"中华中医药学会2013年学术年会、第三次中华中医药科技成果论坛论文集[C].中华中医药学会，2013：194-199

摘要：目的是观察"灸药结合方案"防治血液透析中低血压的有效性及发生率，评价其在控制透析中低血压发生的作用。方法：采用前瞻性、多中心、交叉设计、随机对照法。病例来源为望京医院、广安门医院等9家医院。对照组采用西医常规治疗；试验组在采用西医治疗的基础上加用灸疗与口服生脉胶囊。本研究观察8周。结束后随访8周（含洗脱期），随访期间两组仅采用西医常规治疗方法。根据交叉试验原则，在第一阶段随访结束后进行第二阶段的观察。结论：灸药结合方案可以降低血液透析中低血压的发生率，提高透析质量；减少透析中低血压的西医干预次数，减轻医护人员工作负荷；改善透析中低血压患者的临床症状；对于减少透析中低血压的发生具有较稳定的作用。

125.邱模炎，朱莉，程爱华，等．灸药结合改善血透低血压患者生活质量的临床研究．中华中医药学会．"新成果·新进展·新突破"中华中医药学会2013年学术年会、第三次中华中医药科技成果论坛论文集[C].中华中医药学会，2013：200-205

摘要：目的是通过多中心临床研究，探讨灸药结合法对透析中低血压患者生活质量的改善情况。方法：病例选取我院等6所三级医院的维持性血液透析患者165例。随机分为试验组（灸药结合组）、对照组（西医常规组），治疗 8 周，随访 8 周，对两组进行治疗前后及随访后的生活质量评价，采用 KDQOL–SFTM1.3 进行生活质量评价，用 SPSS17.0 软件分析数据。结果：治疗后，两组患者在活力、一般健康、肾病对日常生活的影响、患者满意度等 4 个领域的生活质量评分，经检验（$P<0.05$），差异有统计学意义。随访后，两组患者在情感健康、活力、一般健康、肾病对日常生活的影响、患者满意度等 5 个领域的生活质量评分差异有统计学意义（$P<0.05$）。两组组内比较中，试验组治疗前与治疗后在活力、一般健康、肾病给生活带来的负担、症状与不适、肾病对日常生活的影响等 5 个领域差异有统计学意义；试验组治疗前与随访后在情感健康、活力、一般健康等 3 个领域差异有统计学意义，评分较前提高；对照组治疗后、随访后全部 19 个领域的生活质量评分与本组治疗前相比，均无统计学意义。结论：本灸药结合方案具有益肾健脾，益气养阴，回阳固脱的功效，可改善患者体质，调整低血压状态，从而提高透析中低血压患者的生活质量，在活力、一般健康、肾病对日常生活的影响、患者满意度等领域尤其明显，并且具有一定程度上的后余效应。

126. 高钦颖 . 天复欣治疗体质性慢性低血压症 100 例临床观察（附对照组 30 例）[A]. 北京中医药大学、中华中医药学会体质分会 .2007 中华中医药学会第五届全国中医体质学术研讨会论文集 [C]. 北京中医药大学、中华中医药学会体质分会，2007：100–105

摘要： 目的是观察天复欣（参芪升阳补血胶囊）对体质性低血压的治疗作用。方法：选择符合诊断标准的体质性低血压患者分为两组。治疗组 100 例用天复欣治疗，对照组 30 例用补中益气丸治疗。结果：治疗组总有效率为 89%。对照组总有效率为 50%。两组间有非常显著性差异（$P<0.01$）。结论：天复欣治疗低血压有显著疗效。

127. 谢晶军，方剑乔 . 不同经穴 TEAS 对低血压大鼠痛阈及血压调节效

应的实验研究 [A]. 浙江省医学会物理医学与康复学分会、浙江省康复医学会康复治疗专业委员会、浙江省医师协会康复医师分会、浙江省残疾人康复协会 .2013 浙江省物理医学与康复学学术年会暨第八届浙江省康复医学发展论坛论文集 [C]. 浙江省医学会物理医学与康复学分会、浙江省康复医学会康复治疗专业委员会、浙江省医师协会康复医师分会、浙江省残疾人康复协会，2013：731–736

摘要：目的是观察不同经穴经皮穴位电刺激（TEAS）对低血压大鼠痛阈及血压的调节效应。方法：将 50 只低血压模型大鼠随机分成足三里、三阴交、太冲、曲池和合谷穴 5 个组，每组 10 只，采用经皮穴位电刺激法介入治疗，刺激参数为疏密波（频率 2/100Hz）、强度（4±1）mA，时间为 40 分钟，每天治疗 1 次，连续治疗 3 天。采用辐射热甩尾法测量造模后、治疗中及治疗后不同时段痛阈。采用无创动物血压观察系统 BP-5 测量 TEAS 治疗前、治疗疗程结束后即时、治疗后不同时段的大鼠尾动脉收缩压。结果：5 个经穴组经皮电刺激后均能不同程度提高大鼠痛阈，治疗后与自身痛阈相比具有统计学差异（$P<0.05$），除合谷穴外，4 个经穴组经皮电刺激后均能不同程度提高低血压大鼠血压，治疗后与治疗前血压相比具有统计学差异（$P<0.05$）。结论：足三里、三阴交、太冲、曲池、合谷穴均能提高低血压大鼠痛阈，以足三里穴提高幅度最明显，具有较好的镇痛效应，同时，足三里、三阴交、太冲、曲池穴均能提高低血压大鼠血压，且以足三里穴升压效应最为明显。

128. 高永辉、陈淑萍、王俊英、等 . 不同穴组电针对大鼠血压及心率变异性的影响 [A]. 中国针灸学会实验针灸分会、中国针灸学会经络分会、上海中医药大学附属岳阳中西医结合医院、上海市针灸经络研究所、《上海针灸杂志》编辑部 . 第十三届针灸对机体功能的调节机制及针灸临床独特经验学术研讨会暨第三届经络分会委员会会议论文集 [C]. 中国针灸学会实验针灸分会、中国针灸学会经络分会、上海中医药大学附属岳阳中西医结合医院、上海市针灸

经络研究所、《上海针灸杂志》编辑部，2008 ：87-93

摘要：目的是探讨不同穴位电针对低血压大鼠血压及短时心率变异性（HRV）的影响。方法：健康雌性 Wistar 大鼠 70 只，随机分为模型对照组、内关-大陵组、外关-阳池组、天枢-外陵组、大肠俞-气海俞组、百会-前神聪组、光明-悬钟组，每组 10 只。采用颈动脉放血法造成低血压模型：记录颈动脉血压和颈-胸导联心电图。放血前开始分别电针（2/15Hz，1mA）上述穴位30 分钟，用频谱分析技术分析电针对大鼠低血压及短时 HRV 的影响。结果：失血后，大鼠血压明显降低、心率明显减慢。与对照组比，失血后 15 分钟、30 分钟，电针内关-大陵和光明-悬钟组，失血后 30 分钟时天枢-外陵组、百会-前神聪组血压均显著升高（$P<0.05$）。而外关-阳池组和大肠俞-气海俞组升压作用不明显。失血 30 分钟时，内关-大陵组的升压作用明显优于外关-阳池组、大肠俞-气海俞组及百会-前神聪组（$P<0.05$）。血压降低后，大鼠心率也明显减慢，与对照组比较，失血后 15 分钟、30 分钟内关-大陵穴组的心率的恢复明显较快（$P<0.05$）能显示出良好的心率调整作用。失血后，LF，LF/HF，VLF 明显增加；与对照组比，电针内关-大陵和光明-悬钟组失血后 30 分钟 LF，LF/HF 及 VLF 明显较低（$P<0.05$），提示电针改善了交感/迷走神经的失衡状态。而其他电针组的作用不明显。结论：不同的穴位对低血压大鼠的血压有不等的调节作用，内关-大陵和光明-悬钟的调节作用最强。这一调整作用有可能是通过调整自主神经的平衡而实现。

129. 宋信亮，钟同华，李伟，等 . 益气升压汤治疗低血压状态心绞痛的临床研究 [Z]. 鉴定日期：2009-01-05

摘要：本研究在常规药物（抗血小板药、硝酸酯类、β-受体阻滞剂等药物）基础上加用益气升压汤（红参、麦冬、五味子、山茱萸、淫羊藿、黄芪、白术、当归、炙甘草）治疗低血压冠心病心绞痛 120 例，总有效率为 95%，可明显降低心绞痛的发作程度和发作次数，改善相关症状，又能稳定血压，减轻病人痛苦，降低病人住院费用，无不良反应，推广应用将会取得显著的社会效益及经济效益。

130. 胡少林，艾政才，龚福章，等. 温阳益气补血法治疗原发性低血压的研究. 鉴定日期：2010-01-29

摘要：温阳益气补气法治疗原发性低血压的研究是江西省乐安县中医医院完成的课题。其目的主要是运用中医药治疗内科常见病、多发病，以增加中医药治疗原发性低血压的手段和方法，减轻患者痛苦，创造较好的社会效益。治疗方法：共收治50例原发性低血压患者，均为门诊病例，均采用温阳益气补血法治疗。基本方药：制附子10g（先煎45分钟），肉桂10g，人参10g，炒白术12g，当归12g，熟地15g，白芍20g，炙甘草10g，川芎10g，炙黄芪20g，每日一剂，水煎分2次服用、15天1个疗程。治疗结果：本组病例是50例，其中男性12例、女性38例、年龄15—64岁、治疗1~3个疗程后，痊愈36例、有效11例、无效3例、总有效率94%。《温阳益气补气法治疗原发性低血压的研究》是江西省乐安县中医医院完成的课题。其目的主要是运用中医药治疗内科常见病、多发病，以增加中医药治疗原发性低血压的手段和方法，减轻患者痛苦，创造较好的社会效益。原发性低血压是内科常见病、多发病，男女均可发病，其中女性偏多，临床主要以头昏为主要症状。西药多采用激素、麻黄碱等治疗，远期疗效不肯定，且不良反应大，病人不易接受。传统中医药采用补益气血方法治疗，效果不满意。我们采用温阳益气补血法治疗，疗效肯定，无不良反应发生，且所用药物均为常用药，一般医院及药店均可配药，可以在各医院及乡村医疗站推广应用，为中医中药更进一步深入农村奠定了一定的基础，具有较好的社会效益。

131. 姚专，刘东汉，倪向荣. 洋参三七胶囊改善血液透析中循环稳定性的临床观察 [J]. 江西中医药，2016，（02）：55-56

摘要：观察洋参三七胶囊改善血液透析中循环稳定性的影响及机制探讨。方法：选择 60 例血液透析中出现低血压的血液透析患者，随机分为治疗组（洋参三七胶囊＋常规防治低血压治疗）、对照组（常规防治透析低血压治疗），进行为期 8 周的研究。观察两组血液透析中收缩压（SBP）变化情况，观察研究前后临床症状总积分及心脏彩超 EF 值改善情况。结果：治疗组与对照组 SBP 改善有效率比较差异有统计学意义（$P<0.05$）；治疗组与对照组临床症状总积分及心脏彩超 EF 值比较差异有统计学意义（$P<0.01$）。结论：洋参三七胶囊对防治透析患者血液透析相关性低血压治疗有效，同时可改善透析低血压患者生活质量及心脏射血功能，值得进一步临床研究。

132. 胡恩，阙清隆 . 中药三宝之三——阿胶 [J]. 河南中医，2014，（11）：2269-2270

摘要：阿胶性平、味甘，具有补血、滋阴、润燥、止血等功效，常用于血虚萎黄、心悸眩晕、咯血吐血、心烦不眠、虚风内动、肺燥咳嗽、吐血尿血、崩漏等血虚或出血等症。阿胶有补血、止血、增强免疫、提高白细胞、抗疲劳、升高血压、促进骨愈合、促进钙磷沉积，增加骨密度、抑制酪氨酸酶活性以及抑制黑色素合成等药理作用。

133. 何飞，苏华，韦桂宁，等 . 钩藤属部分不同种植物药材对正常大鼠血压的影响 [J]. 中国实验方剂学杂志，2013，（02）：270-275

摘要：目的是观察钩藤属 6 个不同种药材乙醇提取物对正常大鼠血压的影响。方法：急性降压试验：将大鼠分为正常对照、硝苯地平 0.002g/kg 以及钩藤、大叶钩藤、侯钩藤、攀茎钩藤、倒挂金钩、北越钩藤乙醇提取物含生药 68.4g/kg，34.2g/kg14 组，大鼠十二指肠给药 1 次，记录给药前及给药后 0.5 小时、1.0 小时、1.5 小时、2.0 小时、2.5 小时、3.0 小时大鼠颈总动脉血压；慢性降压试验：将大鼠分为正常对照、硝苯地平 0.002g/kg 以及前述 6 种药材乙醇提取物 34.2g/kg，17.1g/kg 组，灌胃，每天 1 次，连续 11 天，给药前和给药后第 7 天和第 11 天测定大鼠尾动脉血压。以给药后自身血压下降达 2.666kPa 以上，同时与对照组比较有显著性差异者为药物降血压有效。结果：钩藤 68.4g/kg，34.2g/kg 给药后 0.5 小时颈总动脉血压下降达 2.666kPa 以上，且与对照组比较有显著性差异（均 $P < 0.01$），并维持 3 小时以上。钩藤 34.2g/kg 给药后第 7 天、11 天，17.1g/kg 给药后第 11 天；大叶钩藤、侯钩藤 34.2g/kg 给药后第 11 天，大鼠尾动脉血压下降值达 2.666kPa 以上，且与对照组比较有显著性差异（均 $P < 0.01$）；而攀茎钩藤、倒挂金钩、北越钩藤给药后大鼠颈总动脉、尾动脉血压下降值均未达到 2.666kPa。结论：钩藤、大叶钩藤、侯钩藤能够显著降低正常大鼠血压，攀茎钩藤、倒挂金钩、北越钩藤对正常大鼠血压没有显著影响。

134. 周炎仪，郭丽兰，黄蔚绮，等 . 丹参酮 ⅡＡ 胶囊与三七血伤胶囊联合用药提防引起血压过低 [J]. 临床合理用药杂志，2012，（03）：84

　　摘要： 对丹参酮 ⅡＡ 胶囊和三七血伤胶囊的功效，对心血管系统药理作用、生理活性进行分析、归纳和总结。丹参酮 ⅡＡ 胶囊与三七血伤胶囊联合用药提防引起血压过低。

135. 赵菁华，钱小平，胡琦，等 . 生脉注射液对血压双向调节的临床观察 [J]. 中国中医急症，2004，（06）：367-368

　　摘要： 目的是观察生脉注射液对血压双向调节的作用。方法：将低血压、高血压者各 12 例均予生脉注射液治疗，以观察用药前后血压及心率的变化。结果：高血压患者血压明显降低，而低血压患者血压明显升高。结论：生脉注射液对血压具有双向调节作用。

136. 任周新 . 补中益气丸对脾虚大鼠血压的影响及其机理初探 [J]. 河南中

医学院学报，2004，（03）：16-17

摘要：目的是观察复制大鼠脾虚模型血压的变化及补中益气丸对其血压的影响，探讨其机制。方法：灌胃大黄建立大鼠脾虚模型；利用颈动脉插管观察血压变化；十二指肠插管给药；检测心肌肌浆中 Ca^{2+}-ATP 酶及线粒体内 SDH 活力。结果：脾虚大鼠 SP 和 DP 下降，心肌 SDH 与 Ca^{2+}-ATP 酶活力降低。给予补中益气丸后，上述指标得到改善。结论：心肌线粒体 SDH 活力下降，ATP 产能不足，引起 Ca^{2+}-ATP 酶活力下降，是导致脾虚大鼠血压降低的重要因素。补中益气丸能够提高 SDH 和 Ca^{2+}-ATP 酶的活力，具有确定的升压作用。

137. 杨自顺. 归脾汤临床新用 [J]. 中医药研究，1999，（04）：33-34

摘要：归脾汤对低血压症、低血糖症及慢性疲乏综合征三症的治疗，取得显著疗效。平素由劳思过度，损伤心脾，气血亏虚所致的头痛头晕、眼花心悸、恶心欲吐、纳差、健忘、怔忡、不寐、体倦等症状中，在八纲辨证中重点是一个"虚"字；诊其脏腑亏损，重点在一个"脾"字；论其功能活动，重点在于"气"字。掌握其要，不论肝脾亏损，脾胃两虚，还是心肝亏虚，均可在本方上加减化裁，灵活运用。

第 10 章

慢性低血压病的预防

（一）低血压晕厥的预防

1. 尽早发现晕厥先兆，并及时的处理。如出现明显眩晕、黑矇等症状患者应立即停止活动，手扶支撑物，或坐下，最好再平卧休息片刻，以免发生意外。

2. 多饮盐开水。低血压晕厥发生前后，患者可适当增加盐的摄入量，可每日摄入 20g 左右的食盐，在摄盐的同时多饮开水，以增加血容量，达到升高血压的目的。尤其在外出郊游、运动或天热多汗时，要随身带些精盐，以供在补充水分时适量加入。

3. 增加营养。合理营养，平衡膳食可增强体质，升提血压，并可进补有利于调节血压的滋补品，如人参、黄芪等，也要适量饮低度葡萄酒或米酒来提高血压。

4. 避免从事危险性职业。容易产生低血压晕厥的患者，不要从事驾驶、潜水、游泳、电工、高空高压作业等职业的工作，并少骑摩托车、电动车、自行车，不要到危险的地方或安全隐患大的地方旅游。

5. 对于低血压晕厥频发的患者，起立时要缓慢，不能久立久站。起床时首先坐起，然后再站立、行走。大便后也应缓缓站立，不可骤起，以便突发晕厥。

6. 合理用药。发作阶段可适当使用药物，如米多君、哌甲酯（利他林）、麻黄碱等升压药以及三磷腺苷、辅酶 A、维生素 B、维生素 C 等来改善脑组织代谢功能，以减少发作次数和提高自身耐受力。

7. 中药、针灸、食疗、药膳疗法也有较好的疗效，均可选择应用。

8. 及时就诊。发作频繁者应及时到条件较好的专科就诊，进行详细的全面身体检查，以尽早治疗引发低血压晕厥的基础病变。

（二）年轻女性低血压的预防

1. 增加营养。平时应适当多吃高蛋白、易消化和富含维生素、矿物质的食物，增强体质。对于消瘦体弱的女性，要增加体重，增强抵抗力，千万不可挑食、偏食。

2. 适当饮用药茶。可用肉桂、甘草、人参、红茶等制成药茶，以开水冲泡后当茶饮。

3. 参加锻炼。积极参加运动量适中的体育锻炼和丰富多彩的社会活动，养成健康开朗的性格和健壮的体质。

4. 变动体位不宜过快。要避免过快地变动体位和长时间站立，以防止直立性低血压而发生意外。

（三）老年人低血压的预防

1. 不宜吃得过饱。老年人应少吃多餐，进餐后不要过度兴奋和立即活动，可适当平卧休息一会再干其他事，以免发生餐后低血压。

2. 适当多饮水。无心肾疾病者应注意多饮水，每日至少喝 2 ~ 3 升，以增加血容量，但睡前宜减少饮水量。

3. 少饮酒或忌酒。饮酒过量会使原本已低的血压很快下降，造成严重后果，有饮酒习惯的老年人，饮酒应限量，应选择葡萄酒、米酒。同时也不要吸烟和饮用刺激性大的饮料。

4. 不宜久站立。老年人大脑耐受力差，容易发生直立性低血压，因此不要长时间站立，坐位、卧位、弯腰、下蹲后不可突然直立，应养成扶墙或借助其他物体缓慢起立的习惯。

5. 不洗桑拿浴。老年人洗热水浴时应坐浴垫或椅子上，不要长时间泡澡，注意起来时要缓慢，洗完后最好适当躺一会儿再起立活动。老年人特别要注意不要洗桑拿浴，因洗桑拿浴温度高，时间长，空气流动差，易诱发低血压，发生意外。

6. 选择适宜的运动项目。老年人神经调节差，锻炼身体要选择合适的有氧运动，以太极拳、步行、慢跑等项目为宜，不要做体位变动太大的运动。运动后以无显著心慌、气喘，心率不超过每分钟 110 次为适宜。

7. 外出锻炼应避免时间过长、运动量过大，以免诱发低血压。夏季应慎避高温烈日，以免诱发低血压及中暑。

8. 夜间起床排尿慎防摔倒。临睡前要排尿，少要喝茶水，对于年龄过大、有低血压史的老年人，起夜时最好有人陪同，室内开照明灯，注意动作要缓慢，卫生间应设置支撑物。

9. 外出活动要结伴。老年人旅游、登山、健身、远足等最好结伴而行。对于有低血压晕厥的老年人，外出时应随身带一张保健卡，写明联系人电话及病情，以防不测。

10. 注意用药。老年人肝肾功能有所下降，要十分注意用药的种类和剂量，应在医生指导下慎用药物，服药前要仔细阅读药品说明书，尤其要慎用降压药、镇静药、安眠药，如地西泮、苯巴比妥、氯丙嗪等，以免长期大剂量服用此类药，会诱发低血压。

11. 及时就医。老年人卒中和心脏病的发生率较高，因此当老年人出现头晕、视物异常、站立不稳，胸闷、胸痛时，应立即坐下或躺下，测量血压，最好及时去医院就诊检查。

12. 积极治疗引起低血压的原发病。

13. 家庭备有急救物品。老年人家庭应自备保健用品，如血压计、急救药盒等，学会定期测量血压，测量脉搏等。学习和掌握低血压及其他自身疾病有关的医疗卫生常识。

第 11 章

谢英彪教授治疗慢性低血压病的经验

——附 38 例临床资料

南京金陵孕育中心执业中医师、谢英彪教授嫡传弟子　房斯洋整理

【摘要】谢英彪教授、主任中医师认为慢性低血压患者是不容忽视的群体，中西医没有专治低血压的药物。谢英彪主任中医师 53 年中医临床与科研工作中，研究了慢性低血压的中医药治疗方法；研拟了该病的气血两虚型、中气不足型、气阴两虚型、心肾阳虚型、肝肾阴虚型、痰湿内蕴型 6 种辨证分型；长期临床实践研拟出归芪升压汤、益气升压汤、生脉升压汤、桂附升压汤、育阴升压汤、化浊升压汤 6 个主方辨证施治，获良好临床疗效。

【关键词】慢性低血压；谢英彪教授；名医经验

慢性低血压是指肢动脉血压 ≤ 90/60 mmHg 并伴有眩晕乏力视物模糊，心悸气短，面色无华等症状者。60 岁以上老年人诊断标准可放宽为 100/70mmHg 以下并伴有不适症状者。在正常人群中该病发病率约在 5%。全国著名中医、江苏省非物质文化遗产项目"张简斋中医温病医术"代表性传承人、南京中医药大学附属南京中医院名医馆的主任中医师谢英彪教授从医 53 年，辨治该疾病有独特的见解和临床经验。现将本人随师学习 2 年中临床 38 例观察资料及学习收获整理如下。不当之处，敬请指正。

一、临床资料

（一）一般资料

本组病例共 38 例。其中男性 12 例，女性 26 例，平均年龄为 52.5 岁；病程 8 个月至 16 年，平均 5.3 年。全部病例经过连续 2 次的水银柱袖带式血压计右上臂肱动脉血压测量后确诊。

（二）诊断标准

鉴于卫生部 1995 年制定颁布的《中药新药研究指导原则》一书中尚无低血压临床研究指导原则的记载，现参考《新编内科学》（人民军医出版社）、《实用心血管病学》（科学出版社）等书制订以下标准（西医诊断标准）。

1. 采用水银柱式血压计在患者右上臂肱动脉部位，于患者安静休息 15 分钟，测得血压 ≤ 90/60mmHg，老年人 ≤ 100/70mmHg 者。

2. 临床出现眩晕，站立时眩晕加重，面色苍白、疲倦乏力、心悸、视物模糊、食欲缺乏、反应迟钝、手足厥冷等症状。

（三）主要症状的轻重分级

见表 11-1。

表 11-1　主要症状轻重分级

症状	轻（＋）	中（＋＋）	重（＋＋＋）
眩晕	有时头昏目眩	经常头昏目眩，体位变更时加重	终日头晕目眩，站立时加重，步态不稳
疲倦乏力	容易疲倦乏力	明显疲倦乏力，难以胜任重工作	萎靡不振，疲倦乏力，不能胜任轻工作
心悸	体力活动后心悸	稍动即心悸	静息时也感心悸
面色无华	面色无华	面色苍白	面色严重苍白
食欲缺乏	食欲缺乏，食量有所减退	食欲明显下降，食量减少 1/3	不思饮食，食量减少 1/2
视物模糊	视物轻度模糊	视物明显模糊	视物严重模糊
反应迟钝	反应较以往缓慢	反应明显迟钝	反应严重迟钝，轻度痴呆
手足厥冷	手足发凉	手足冰冷	手足厥冷

（四）纳入观察病例标准

符合西医慢性原发性低血压标准者，可纳入观察病例。

（五）排除病例标准

1. 近期或长期服用降压药、利尿药、安眠药、抗精神抑郁药等西药者。

2. 因多系统萎缩、糖尿病、帕金森病，多发性硬化病、更年期障碍、血液透析、手术后遗症、脊髓空洞症、风湿性心肌病等疾病引起的直立性低血压或继发性低血压。

3. 年龄在 18 岁以下，或 80 岁以上，妊娠及哺乳期妇女。

4. 测血压虽低于正常值，但无不适自觉症状者。

5. 不符合纳入标准，未按规定用药，无法判断疗效，或资料不全等因素而影响疗效及安全性判断者。

（六）观察指标

1. **安全性观察**　一般体检项目：血、尿、粪常规化验；肝肾功能检查及心电图检查。

2. **疗效性观测**　相关症状：眩晕、疲乏无力、心悸、面色无华、食欲缺乏、视物模糊、反应迟钝、手足厥冷等。

3. **血压测定**　隔日定时测量血压 1 次，测前休息 15 分钟。

4. **苔脉变化**　每 15 天为 1 个疗程，2 个疗程为观察、总结时间。

（七）疗效判定标准

目前全国尚未制定慢性低血压的疗效判定标准，暂定以下标准。

治愈： 症状消失，疗程结束前连续 3 次测血压恢复到正常范围，观察 1 个月以上血压正常。

显效： 主要症状消失，疗程结束前连续 3 次测血压恢复到正常范围，观察 1 个月以上血压正常。

有效：症状好转，疗程结束前连续 3 次测血压有明显提高，尚未达到正常范围，或观察 1 个月内血压不稳定，有时仍低于正常值。

无效：症状及血压测量无明显改善。

二、谢英彪主任中医师的辨治经验

（一）归芪升压汤治疗气血两虚型慢性低血压（占 8 例）

该经验方适用于血压低于正常值，面色无华，头晕目眩，心悸气短，神疲乏力，妇女月经量少或闭经，苔薄质淡，脉细者。

经验方组成：当归 10g，炙黄芪、制何首乌各 15g，茯苓、白术各 10g，熟地黄 12g，炙甘草 3g，大枣 4 枚，龙眼肉 20g。

组方用意：当归补血，黄芪补气，相辅相成，相须为用，为该经验方君药；制何首乌、熟地黄协助当归补血，茯苓、白术辅助黄芪健脾益气，同为臣药；大枣、龙眼肉为补益气血的药食两用佳品，为佐药；炙甘草既可补气又能调和诸药为本方使药。共奏双补气血，升提血压功效。

加减法：面黄贫血明显者，加阿胶 10g（烊化冲服）；腹胀饮食不香者，去熟地黄，加砂仁 4g（分 2 次后下），陈皮 6g；嗳气恶心者，加姜半夏 10g，青皮、陈皮各 6g；大便稀溏不成形，脘腹冷痛者，加苍术 15g，干姜 6g，炒薏苡仁 15g，去熟地黄、当归；手足不温者；加制附片 5g，干姜 6g。

（二）益气升压汤治疗中气不足型慢性低血压（占 6 例）

该经验方适用于血压低于正常值，头晕目眩，倦怠无力，懒于语言，气短，舌淡，脉沉细等症。或伴有胃下垂等内脏下垂症。

经验方组成：黄芪 30g，党参、白术、枳壳、升麻、葛根、柴胡、红糖各

10g，麻黄 6g，炙甘草 5g。

组方用意：重用黄芪，意在补气升提中气，黄芪有良好的升压功效，对中气不足型慢性低血压的效果尤佳，为本方君药；党参、白术协助黄芪补气升提，枳壳、升麻、葛根、柴胡均具升提功效，增强黄芪升提作用，同为臣药；麻黄有良好温通心阳，升提血压的功效，麻黄所含麻黄碱等成分的良好升压作用已为大量的现代药理研究所证实，为本经验方佐药；红糖、炙甘草，五味子同为使药。炙甘草不仅能调和诸药，现代药理研究已证实，甘草为治疗慢性低血压公认的有效单味中药。

加减法：伴有胃下垂等内脏下垂者，升麻、葛根改为 15g；乏力气短明显者，加黄精 15g，刺五加 15g；手足不温者，加鹿角胶 10g（烊化冲服）；大便不成形者，加苍术 15g，山药 15g，炒苡仁 12g。

（三）生脉升压汤治疗气阴两虚型慢性低血压（占 6 例）

经验方适用于血压低于正常值，兼见眩晕乏力，气短懒言，口干喜饮，体质较瘦，失眠多梦，舌质偏红，脉细等症。

经验方组成：白参粉 3g（分 2 次冲服），太子参、麦冬、白芍、阿胶（烊化冲服）、制何首乌各 10g，黄精 15g，大枣 10 枚，五味子 6g，白糖 20g。

组方用意：白参、麦冬为本方君药，现代药理研究发现，白参所含皂苷对血压有双向调节作用，可使慢性低血压患者的血压上升。麦冬制成的注射液对急、慢性低血压均有显著疗效。两药配伍，一补气一滋阴，故对气阴两虚之慢性低血压患者颇为合拍；太子参、黄精协助白参粉补气，白芍、阿胶、制何首乌，协助麦冬滋阴且能养血，同为臣药；大枣、五味子益气敛阴，为佐药；白糖调和诸药，改善口感。诸药合用，共收益气养阴生脉升压功效。

加减法：低热颧红等阴虚火旺者，加生地黄 12g，地骨皮 10g；胸闷、胸痛兼有瘀者，加丹参 30g，红花 6g，川芎 10g；心悸、失眠严重者，加酸枣仁、合欢花各 10g。

（四）桂附升压汤治疗心肾阳虚型慢性低血压（占 7 例）

该经验方适用于血压低于正常值，兼见面色无华，心慌气短，头晕胸闷，神疲腰酸，畏寒怕冷，四肢不温，小便频数，舌质淡，苔白，脉沉缓或沉细。

经验方组成：肉桂粉 3g（分 2 次冲服），桂枝、淫羊藿、仙茅、鹿角胶各 10g（烊化冲服），制附片 6g，热地黄 12g，红参 3g（分 2 次冲服），麻黄 10g，炙甘草 3g。

组方用意：该经验方以肉桂粉为君药，取其温肾阳、补命门之火，暖脾胃、补中益气等功效。动物实验发现，给狗静脉注射肉桂水提液 2g/kg 或甲醇提取物 1.5g/kg，1～2 分钟即可使狗冠状窦和脑血流明显增加，至 3～5 分钟则使血流稍微降低并使血压下降，至 5 分钟后，血流渐渐增加，血压也随之回升，并使心率稍变缓慢。现代药理研究已以证实肉桂对血压有双向调节作用。临床观察发现，肉桂对心肾虚弱所致的慢性低血压有效。肉桂研细粉吞服，效果明显优于汤剂煎服；桂枝、淫羊藿、仙茅、鹿角胶、附片乃温补心肾的良药，辅助肉桂粉温补心肾，升高血压，同为臣药；红参、麻黄、炙甘草补气升高血压，温补心肾，同为佐使药。

加减法：肾阳虚表现严重者，加菟丝子 20g；便溏不成形者，加苍术 15g，山药 20g，去熟地黄；夜尿多者，加益智、补骨脂各 10g；下肢水肿者，加茯苓、泽泻各 10g；胸痛，舌紫者，加丹参 30g，延胡索 15g。

（五）育阴升压汤治疗肝肾阴虚型慢性低血压（占 9 例）

该经验方以六味地黄汤化裁而来，经临床观察适用于肝肾阴虚，表现为血压低于正常，见头晕头昏，目涩耳鸣，腰膝酸软，口干咽干，失眠健忘，手足心热，四肢麻木，颧红盗汗，舌红少苔，脉细数等症的患者有效。

经验方组成：枸杞子、黄精、玄参、山药各 15g，菊花、茯苓各 10g，牡丹皮 6g，泽泻 10g，麦冬 10g，熟地黄 20g，山茱萸 6g，炙甘草 3g。

组方用意：处方中枸杞子、玄参、黄精乃滋阴妙品，对肝肾阴虚证颇为合拍。其中黄精既可益气，又可养阴；既可益肾填精，又可润肺延年。有关黄精升压的现代药理研究报道颇多。以上三味为本方君药。麦冬、熟地黄、山茱萸辅助君药补肝肾，为臣药；菊花、茯苓、牡丹皮、泽泻，平肝清热，寓六味地黄汤"三泻"之意，为本方佐药；炙甘草调和诸药，为使药。

加减法：阴虚表现严重者，加女贞子 10g，墨旱莲 12g；火旺明显者，加知母、地骨皮各 10g；心烦失眠者，加茯神 10g，首乌藤 15g。

（六）化浊升压汤治疗痰湿内蕴型慢性低血压（占 2 例）

该经验方适用于痰湿内蕴，表现为实证的慢性低血压患者，出现头昏头重，胸脘痞闷，恶心，饮食减少，倦怠无力，嗜睡，肢体困重，口有浊味，舌苔白腻，脉濡或滑等症的患者，用之颇为合拍。

经验方组成：胆南星、石菖蒲、陈皮各 6g，制半夏、苍术、枳实、白术、茯苓各 10g，泽泻 15g，白蔻仁 4g（后下），天麻 12g，炙甘草 2g。

组方用意：胆南星、石菖蒲、陈皮、制半夏均为临床化痰湿，泻湿浊之要药，四药配伍，相须为用，同为本经验方君药；苍术、枳实、茯苓、泽泻燥湿健脾，协助君药化痰湿，同为臣药；豆蔻化湿浊，醒脾开胃，天麻平肝，通络，定眩晕，二药同为佐药；炙甘草调和诸药，且能提血压，为本方使药。诸药合用，共奏化痰祛湿，升清泻浊，提升血压功效。

加减法：头重、胸闷等痰湿严重者，苍白术改为 15g，加生薏苡仁 15g；头痛严重者，加川芎 15g，白芷 10g；脘闷食少者，加砂仁 4g（分 2 次后下），焦山楂、焦六曲各 10g；恶心者，加姜半夏 10g；恶气虚乏力者，加炙黄芪 15g。

三、治疗结果

治愈 8 例，占 21%；显效 15 例，占 39.5%；有效 12 例，占 31.5%；无效 3 例，占 7.9%。总有效率 92.1%。

四、小结

低血压分为急性和慢性两种。急性低血压多为继发性，可继发于其他危重疾病，如心肌梗死、卒中、急性腹泻、大出血、过度失水、剧烈疼痛等，可导致血压急骤下降、昏厥或休克，会危及生命。慢性低血压一般分为原发性低血压（又称体质性低血压）、直立性低血压、继发性低血压3种。以原发性低血压最为多见。通常所称的慢性低血压即指原发性低血压而言。原发性低血压一般认为与体质瘦弱、身体虚弱及遗传有关，多见于20—50岁的妇女及老年人，夏天高温季节病情容易加重；直立性低血压是指病人从卧位即直立时，或长时间站立时，突然出现血压下降超过20mmHg，并伴有明显的头昏、头晕、视物模糊、乏力、认识功能障碍、心悸、颈背部疼痛等症状，与血压调节不良有关，与多种疾病有关；继发性低血压是由于某些疾病或药物引起的低血压，如脊髓空洞症、风湿性心肌病、降压药、利尿药、催眠药、抗抑郁药及慢性营养不良症、血液透析病人。升血压灵颗粒主要适用于慢性低血压中的原发性低血压。本病因为血压过低，不仅可造成脑及各脏器的血液灌流不足，导致血液循环缓慢，远端毛细血管缺血，进而影响囊组织细胞氧气和营养的供应，日久可使机体功能大大下降。主要危害有眩晕，站立时尤为严重，头痛，面色苍白，疲倦乏力，视力下降，心慌，精神不振奋，反应迟钝，心情忧郁或压抑，食欲缺乏，四肢厥冷，易于昏倒，易于导致骨折。据国外研究，低血压容易导致脑梗死、心肌梗死、心肌缺血及痴呆病。但目前，慢性低血压在中医药专著及教材中尚无记载，在西医专著、科普著作及教材中也无专门论述，仅在个别内科学著作中的高血压章节中附在后面有所简介。在群众中，低血压往往不被重视，这是因为低血压对健康的危害不像高血压那样突然和急骤。迄今在医学界及群众中，对低血压的危害均未引起应有的重视。

据报道，慢性低血压的发病率约为4%，在老年人群中可达8%～10%。我国人口众多，基数庞大，加上人口逐渐老龄化，所以，就全国而言，低血压虽不如高血压患者那么多，但也是一个不容忽视群体。至今，在中医药、西医药、国内、国外尚无一种有效治疗低血压的药物，处于空白状态。所以，运用西医检查诊断手段，运用中医药疗法来治疗低血压，显得意义特别重大。

30年多来，谢英彪主任中医师在53年中医药内科临床和科研工作的基础上，潜心观察，专门立题，认真研究了慢性低血压的中医药治疗方法，经过反复药物筛选，探讨出低血压的辨证施治规律。经本人随师临床观察，该诊疗经验不仅填补了中医辨证分型的空白，谢教授的6张经验方确有良好疗效。